ETUDE

SUR LES

HYDROCÈLES SYMPTOMATIQUES

DES TUMEURS DU TESTICULE

PAR

Pierre-André BOURSIER

Docteur en médecine de la Faculté de Paris,
Interne des hôpitaux de Bordeaux et de Paris,
Lauréat de l'Ecole de médecine de Bordeaux,
Aide d'anatomie de la Faculté de Paris.

PARIS

V. ADRIEN DELAHAYE et Cie LIBRAIRES-EDITEURS

PLACE DE L'ÉCOLE-DE-MÉDECINE

1880

ÉTUDE

SUR LES

HYDROCÈLES SYMPTOMATIQUES

DES TUMEURS DU TESTICULE

ETUDE

SUR LES

HYDROCÈLES SYMPTOMATIQUES

DES TUMEURS DU TESTICULE

PAR

Pierre-André BOURSIER

Docteur en médecine de la Faculté de Paris,
Interne des hôpitaux de Bordeaux et de Paris,
Lauréat de l'Ecole de médecine de Bordeaux,
Aide d'anatomie de la Faculté de Paris.

PARIS

V. ADRIEN DELAHAYE et Cie LIBRAIRES-EDITEURS

PLACE DE L'ÉCOLE-DE-MÉDECINE

1880

AVANT-PROPOS.

En étudiant l'hydrocèle symptomatique des tumeurs du testicule nous n'avons pas la prétention d'avoir fait un travail original et nouveau. Mais persuadé que le diagnostic si difficile de ces tumeurs pouvait être facilité par la connaissance plus parfaite d'un de leurs symptômes, nous avons cherché à rassembler tous les faits épars sur cette question. C'est donc plutôt une longue compilation que l'on rencontrera ici. Ceux qui nous suivront y trouveront colligés des matériaux nombreux, et arriveront peut-être en ajoutant de nouveaux faits, à des conclusions plus pratiques que les nôtres.

Voici le plan que nous avons adopté. Après un historique aussi rapide que possible, nous avons étudié dans un second chapitre les caractères du liquide et l'ensemble des lésions de la séreuse. Puis, passant à l'analyse, nous avons suivi ces lésions en présence de chaque tumeur du testicule. Après cette longue énumération, nous avons recherché, dans deux courts chapitres, la nature et la cause des épanchements, et résumé leurs caractères cliniques. Dans un dernier paragraphe, nous avons vainement essayé de leur attribuer une valeur séméiologique précise, et en face de notre impuissance nous ne pouvons que faire appel à de nouvelles recherches.

Avant de terminer ce court exposé, nous sommes heureux de pouvoir ici remercier publiquement notre excellent maître M. le professeur Trélat, et M. le professeur Panas, de leurs savants conseils que nous avons utilisés dans la mesure de nos forces. Qu'il nous soit aussi permis de remercier ceux de nos collègues et amis qui nous ont aidé dans nos recherches avec une obligeance dont nous leur resterons particulièrement reconnaissants.

ETUDE

LES HYDROCÈLES SYMPTOMATIQUES

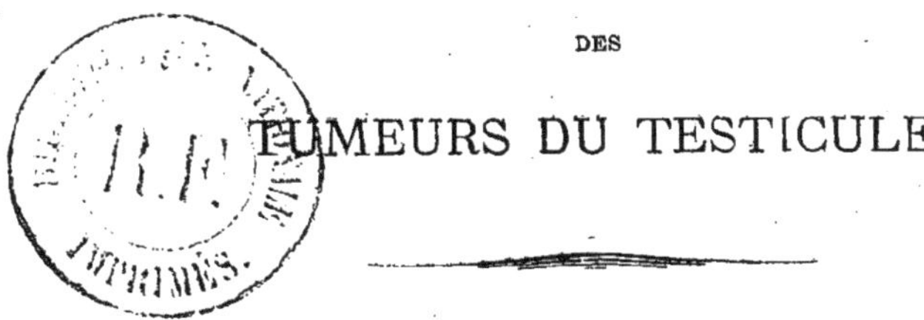

TUMEURS DU TESTICULE

CHAPITRE PREMIER.

HISTORIQUE.

L'hydrocèle symptomatique des tumeurs du testicule n'a pour ainsi dire pas d'histoire propre. C'est à peine si avant notre époque, les chirurgiens avaient essayé de distinguer les différentes tumeurs entre elles, et bien naturellement l'étude du symptôme a accompagné ou plutôt suivi celle de la maladie.

Aussi c'est en repassant rapidement l'histoire des néoplasies testiculaires, que nous retrouverons celle de l'épanchement qu'elles peuvent occasionner.

Mais nous ne voulons pas faire commencer cet historique à des temps trop reculés, et pour que nos recherches soient profitables, il ne faut pas revenir au delà de la fin du siècle dernier.

Un des plus illustres chirurgiens de cette époque, J. L. Petit (1), disait en effet en parlant de l'hydrocèle : « quelquefois l'hydrocèle augmente au point de cacher le testicule, de sorte qu'on ignore en quel état est cette partie. » C'est ainsi qu'il se borne à signaler les altérations possibles de la glande.

Percival Pott (2), après avoir signalé l'état naturel mou et sain du testicule dans l'hydrocèle vraie, parle bien de l'augmentation de volume possible de la glande, mais n'a pas autre chose en vue que les engorgements inflammatoires aigus et chroniques. Richerand (3), dans sa nosographie chirurgicale, dit à peine un mot de l'hydrocèle symptomatique, et encore ne signale-t-il la possibilité de lésions testiculaires que comme une complication de l'hydrocèle : « l'hydrocèle, dit-il, peut être compliquée de l'état squirrheux, » et il entend par état squirrheux plutôt un engorgement chronique du testicule qu'une néoplasie véritable.

Quelques années plus tard, Roche et Sanson (4) font un pas de plus. Ils décrivent parmi les causes de l'hydrocèle les engorgements chroniques de l'épididyme ; quant aux lésions propres du testicule, ils en parlent en traitant des complications de l'hydrocèle dans les termes suivants : « La maladie que complique le plus souvent l'hydrocèle de la tunique vaginale est le sarcocèle. Presque toujours alors cette maladie a précédé et l'hydrocèle n'en est qu'un effet. » Au reste, comme toutes les opérations qu'on oppose à l'hy-

<hr>

(1) J.-L. Petit. Œuvres posthumes, 1774. Paris, t. II, p. 494.

(2) Percival Pott. Traduct. française. Paris, 1797.

(3) Richerand. Nosographie chirurgicale. Paris, 1812, t. IV, 3ᵉ édition.

(4) Roche et Sanson. Nouv. éléments de pathologie médico-chirurgicale, t. II, 1826.

drocèle ont toujours pour effet l'évacuation du liquide, l'ignorance dans laquelle on serait resté sur l'existence d'un hydrosarcocèle pourra toujours être dissipée assez à temps pour qu'on puisse employer contre la maladie du testicule, qui est l'affection principale, les moyens qui lui conviennent.

Puis, dans le tome IV publié deux ans plus tard, en étudiant le sarcocèle, ils reviennent sur la question : « il arrive assez souvent qu'il (le sarcocèle) est compliqué d'hydropisie de la tunique vaginale (hydro-sarcocèle ou sarco-hydrocèle. »

John Hunter (1) est tout aussi explicite ; après avoir dit que les causes de l'hydrocèle sont inconnues, il ajoute : « Toutefois l'hydrocèle de la tunique vaginale naît souvent d'une maladie du testicule. C'est ce que j'ai observé sur plusieurs malades chez lesquels on avait pratiqué l'opération pour la cure radicale. J'ai vu aussi que, dans plusieurs cas qui n'étaient d'abord pas autre chose que de vraies hydrocèles, car le testicule paraissait à peine malade, le testicule augmentait peu à peu de volume avec le temps, c'est-à-dire dans l'espace d'un ou deux ans et l'eau diminuer à tel point qu'il ne restait plus qu'un testicule volumineux et malade qui pendant tout ce temps n'avait causé que peu ou point de douleurs.

Boyer, dans l'article hydrocèle du dictionnaire en 60, publié en 1818, n'avait indiqué les maladies du testicule que comme une complication de l'hydrocèle et non point comme une cause possible. Plus tard, dans sa pathologie chirurgicale (2), il dit que dans l'hydrocèle ; « l'engorgement tes-

(1) John Hunter. Œuvres complètes, traduct. Richelot. Paris, 1843, t. I, p. 512.
(2) Boyer. Traité des malad. chirurgicales, 2ᵉ édition, t. X, Paris, 1831.

ticulaire est de deux sortes, à savoir simple ou bien squirrheux ; » et il ajoute : « Dans le premier cas, l'épanchement séreux précède l'engorgement du testicule et cet engorgement se dissipe par les mêmes moyens qui conviennent pour la cure radicale de l'hydrocèle. Dans le second cas au contraire, le testicule est d'abord affecté, ce qui donne lieu à la collection d'une certaine quantité de liquide et produit cet état mixte appelé hydro-sarcocèle. »

Enfin Velpeau (1) vient à son tour, dans le Dictionnaire en 30 vol., à l'article hydrocèle, écrire la phrase suivante : « Une autre cause trop négligée de l'hydrocèle se trouve dans les maladies de la glande elle-même. » Mais Velpeau ne semble guère avoir en vue que les inflammations chroniques de la glande, car, il ajoute « une foule de malades en effet, ont eu une orchite avant d'avoir une hydrocèle. » Dans le même ouvrage, quelque temps après, faisant l'article Testicule (2), il essaye de différencier certaines tumeurs, en particulier le testicule tuberculeux et le testicule syphilitique, sans parler de la tunique vaginale, sans même prononcer le mot d'hydrocèle. Dans le même volume, Roux (3), qui avait été chargé du *Sarcocèle*, reconnaît manifestement le retentissement de la lésion glandulaire sur la séreuse dans les phrases suivantes : «Le plus ordinairement, à mesure que le sarcocèle du testicule fait des progrès et que la tumeur devient plus considérable, des adhérences s'établissent de manière à produire l'oblitération complète de cette poche séreuse ; mais dans quelques cas ces adhérences n'ont pas lieu, et presque toujours alors l'irritation inséparable des progrès de la maladie fait naître un épan-

(1) Velpeau. Dict. en 30 vol., 1837.
(2) Velpeau. Dict. en 30 vol., art. Testicule, 1844, p. 470 et suiv., vol. XXIX.
(3) Roux. Dict. en 30 vol., art. Sarcocèle.

chement de sérosité dans la tunique vaginale. Une hydrocèle plus ou moins considérable complique donc ou plutôt
accompagne l'affection organique du testicule. » Et quelques lignes plus loin : « La maladie prend le nom d'hydro-
sarcocèle : pour plus d'exactitude il serait mieux de dire
qu'il y a sarco-hydrocèle, puisque le sarcocèle, c'est-à-dire
l'affection organique, soit du testicule, soit de l'épididyme,
soit de la tunique vaginale, est toujours la première, l'affection principale ou dominante et que l'hydrocèle à quelque
degré qu'elle soit portée, n'est toujours que secondaire ou
symptomatique. »

Voici donc le mot hydrocèle symptomatique bien et dû-
ment établi. Ici finit pour ainsi dire la première période
historique de la question.

Jusque-là, c'est à peine si on trouve signalée dans les auteurs la coïncidence de l'hydrocèle avec la tumeur ou l'affection testiculaire ; quelques-uns à peine, Roche et Sanson, Boyer, Hunter, Roux, signalent la relation de cause
à effet entre le sarcocèle ou tumeur solide, et l'hydrocèle
qui l'accompagne et vient le compliquer.

Mais, à partir de ce moment (1845 environ) se termine
cette première période que l'on pourrait presque dénommer
période du sarcocèle, dans une histoire générale des tumeurs du testicule. Velpeau (1) a déjà fait un pas en avant
en différenciant de la masse des tumeurs le testicule syphilitique et le testicule tuberculeux (1844).

On commence déjà à laisser seulement au mot sarcocèle,
qui ne signifie, du reste, que tumeur solide ($\sigma\alpha\rho\xi$-$\sigma\alpha\rho\kappa\sigma\varsigma$,
chair, et $\chi\epsilon\lambda\eta$, tumeur), le soin de désigner les tumeurs
solides, à caractère malin ; car Roux (2) dit déjà : le sarco-

---

(1) Velpeau. Loco citato, art. Testicule.
(2) Roux. Loco citato.

cèle proprement dit ou cancer du testicule et de l'épididyme. » Bientôt ce mot va disparaître. Une seconde période commence où l'on va surtout chercher à distinguer les tumeurs du testicule par leur nature ou par leur structure anatomique, et, il faut bien l'avouer, cette préoccupation voile un peu l'étude des symptômes accessoires : il arrive souvent que l'on omet les circonstances symptomatiques ou l'état anatomique des enveloppes de la glande pour rechercher la nature de l'altération. Il s'agit seulement de reconnaître et de différencier les tumeurs; c'est donc surtout une période d'analyse histologique.

Nous n'avons pas ici la prétention de présenter un exposé complet de tous les travaux qui paraissent à partir de ce moment. Bornons-nous seulement à signaler les principaux.

C'est ainsi que le professeur Gosselin (1), dans son excellente étude sur les kystes de l'épididyme, discute avec soin les conditions étiologiques possibles de l'épanchement vaginal. Trois ans plus tard (2) il publia un nouveau mémoire tout aussi approfondi que le premier, qui fixe la pathogénie de l'hématocèle vaginale spontanée et la marche des lésions inflammatoires de la tunique vaginale.

Jarjavay (3), dans les Archives générales, publie un important article sur le fongus du testicule, et indique surtout l'existence des épanchements dans la vaginale, comme symptôme de la lésion, dont le fongus bénin, quelle que soit sa variété, n'est qu'une terminaison.

Et, sans nous arrêter davantage au travail d'Ad. Richard, 1854, qui, signalant les hydrocèles symptomatiques,

<hr>

(1) Gosselin. Arch. gén. de méd., 4ᵉ série, t. XVI, 1848.
(2) Gosselin. Arch. gén. de méd., 4ᵉ série, t. XVIII, 1851.
(3) Jarjavay. Arch. de méd., 4ᵉ série, t. XX, 1852.

semble surtout avoir pour but d'étudier l'hydrocèle essentielle, mentionnons l'excellent travail du professeur U. Trélat (1), sur la maladie kystique du testicule, où nous trouvons, à propos d'une observation présentée à la Société
anatomique, 1852, une discusssion très sérieuse des particularités de ce fait intéressant. Indiquons encore les nombreuses observations de la Société anatomique pendant les
années de 1854-55 et 1856, et arrivons à l'apparition du
livre de Curling (2). Cet auteur, dans son Traité des maladies du testicule, signale à peine l'hydrocèle symptomatique, et voici ce qu'il en dit : « Cette affection est habituellement consécutive à l'orchite chronique; mais elle peut
être constituée aussi par d'autres tumeurs, les unes malignes, les autres bénignes. Dans ces cas, l'altération du
testicule est la lésion primitive et le point de départ de
l'irritation qui amène la sécrétion anormale de la séreuse. »

Quant aux hydrocèles qui accompagnent les tumeurs,
au lieu d'en faire un tableau d'ensemble, c'est à propos de
chaque tumeur en particulier qu'il en recherche les caractères, en leur donnant leur veritable caractère d'épiphéno-
mene et de symptome accessoire. Cette methode est du reste
suivie par les auteurs qui viennent après lui, Nélaton (3)
et Vidal de Cassis (4), dans leurs traités de pathologie chirurgicale. Le premier signale à peine les hydrocèles symptomatiques, tout en notant avec soin l'etat de la vaginale à
propos de chaque tumeur, le second procède de même.

<hr>

(1) U. Trélat. Arch. genérale, 5e série, t. III, p. 854.
(2) Curling. Traité des maladies du testicule, traduction par Gosselin, 1857.
(3) Nélaton. Eléments de pathologie chirurgicale, t. V. Paris, 1859.
(4) Vidal de Cassis. Traité de pathologie externe.

Nous trouvons ensuite la thèse de notre excellent maitre le docteur A. Desprès (1) qui, dans ce travail sur le diagnostic des tumeurs du testicule, cherche le premier peut-être à donner à l'épanchement vaginal une valeur séméiologique importante dans le diagnostic des tumeurs.

C'est peut être là la dernière œuvre d'ensemble que nous ayons à signaler : il nous reste a indiquer une série de mémoires particuliers et de monographies dont les principaux sont : le travail de Dron (2) sur les épididymites syphilitiques, le rapport de Conche (3) à la société anatomique sur l'enchondrome du testicule, le memoire de Salleron (4) sur la tuberculose génitale chez l'homme, les leçons de M. Fournier sur le testicule syphilitique (5). Dans tous ces travaux, la plupart fort bien faits, l'état de la tunique vaginale est noté, surtout au point de vue symptomatique. Cet état est étudié incomplètement, mais assez néanmoins pour fournir des documents sérieux à l'histoire des hydro-cèles symptomatiques.

Cependant l'étude des tumeurs du testicule progresse chaque jour, et, pour être complet, il nous resterait à citer plusieurs articles importants éclaircissant de jour en jour quelque point obscur de leur histoire,

Ces progrès suivent pas à pas ceux de l'histologie pathologique, et sans détailler toutes les notions que l'on trouve à ce sujet dans les différents traités d'anatomie pathologique publiés tant en France qu'à l'étranger, il nous fau-

(1) Desprès. Essai sur le diagnostic des tumeurs du testicule. Thèse, Paris, 1861.

(2) Dron. Archives générales de médecine, 1863.

(3) Conche. Bull. Soc. anat., 1875. p. 604.

(4) Salleron. Mémoire sur la tuberculose génitale chez l'homme. Arch. génér. de médec., 6e série, t. XIV, 1869.

(5) Fournier. In Mouvement médical, 1874, nos 41, 43, 44, 46.

drait citer certains noms. Sans vouloir les énumérer tous, nous ne pouvons nous empêcher de faire une large part aux recherches de M. le Dr Malassez, dont les nombreux et importants mémoires (Memoire sur la maladie kystique (1) ; mémoire sur le tubercule du testicule (2) ; rapport sur le lymphadénome (3) etc.), ont jeté un jour nouveau sur la pathologie testiculaire. Certainement ces études sont purement histologiques et la texture de la tumeur y tient la première place ; mais la connaissance plus exacte de ces affections a permis aux auteurs qui ont suivi, MM. Adam (4) pour l'enchondrome du testicule, Porriquet (5) pour la maladie kystique, Reclus (6) pour le testicule tuberculeux, Terrillon et Monod (7) pour le lymphadénome, de pouvoir plus nettement séparer au point de vue clinique ces tumeurs des productions voisines, et par suite de faire avec plus d'autorité l'étude de chacun de leurs symptomes et en particulier de celui qui nous occupe.

Mais à mesure que se perfectionne chaque jour la connaissance des néoplasies du testicule, l'étude de l'hydrocèle entre à son tour dans une voie nouvelle. En 1872, M. le professeur Panas (8), dans un memoire très remarqué, publié dans les Archives de médécine, en étudiant une série d'hydrocèles dites vraies ou essentielles, prisés au hasard dans

(1) Malassez. Maladie kystique. Arch. de physiologie, 1875.

(2) Malassez. Arch. de phys., 1876. Tub. du test.

(3) Malassez. Lymphadénome du testicule. Bull. Soc. anat., 1877, p. 177.

(4) Adam. Sur l'enchondrome du testicule. Thèse de Paris, 1874.

(5) Porriquet. Maladie kystique du testicule. Thèse de Paris, 1875.

(6) Reclus. Thèse de Paris, 1876.

(7) Terrillon et Monod. Essai sur le lymphadénome du testicule. Arch. génér. de médec., 1879, n^os de juillet et septembre.

(8) Panas. Archives de médecine, janvier 1872.

son service à l'hopital Saint-Louis, s'efforçait de démontrer que l'hydrocèle est toujours symptomatique, et que l'on trouve toujours dans la glande seminale des traces d'inflammation chronique, sous la forme de noyaux fibreux et d'induration épididymaire. Quelques mois plus tard, en juin 1872, un de ses élèves, M. Vetault(1), dans sa thèse inaugurale, reprend ses idées sur l'étiologie de l'hydrocèle. Cet auteur a une tendance exagerée, peut-être, à considérer toujours l'hydrocèle comme une hydropisie, ainsi qu'il l'énonce dans sa première conclusion ; mais le premier, il cherche à étudier l'hydrocèle dans les tumeurs du testicule, se bornant au testicule syphilitique, à la tuberculose et au cancer. Il reconnait cependant que dans ces cas l'épanchement est le résultat d'une inflammation ainsi que le constatent les adhérences et les fausses membranes de la tunique vaginale.

L'année suivante M. Lobit (2), un autre élève de M. Panas traite encore le sujet dans sa thèse. C'est une étude étiologique générale de l'hydrocèle, où l'auteur indique l'ordre des causes : 1° lésions de la vaginale seule; 2° lésions du testicule seul; 3° lésions du l'épididyme accompagnées ou non de lésions testiculaires; mais dans l'énumération des causes particulières, il ne s'occupe guère que des lésions inflammatoires et des lésions traumatiques de la glande ou de l'épididyme, sans examiner les affections organiques.

En juillet 1873, à la Société de chirurgie, M. Lannelongue fit une communication très intéressante sur l'hydrocèle ; mais il se borna, tout en faisant de l'hydrocèle vraie une maladie toujours symptomatique d'une lésion épidi-

---

(1) Vétault. Considérations étiologiques sur l'hydrocèle des adultes. Thèse de Paris, 1872.

(2) Lobit. Etiologie et traitement des hydrocèles. Thèse de Paris, 1873.

dimaire, à étudier en détail les nombreuses altérations possibles de l'épididyme.

M. Marimon (1), 1874, dans sa thèse reprit et développa sous l'inspiration de M. Lannelongue les conclusions que celui-ci avait posées.

Deux ans plus tard, nouveau travail sur le sujet, mais celui-ci se rapprochant davantage du point de vue auquel nous nous sommes placé. M. Ramos de Fonseca (2) dans sa thèse (1876) « Considérations générales sur les hydrocèles vaginales de l'adulte, » tend comme ses devanciers immédiats à faire de l'hydrocèle une lésion toujours symptomatique, mais donne une plus large part qu'eux à l'étude de ce symptôme dans les tumeurs du testicule. Il l'examine comme l'avait fait M. Velault, dans les orchites chroniques, le tubercule, les diverses lésions syphilitiques et le cancer. Cependant cette partie est manifestement un côté accessoire de son ouvrage, et il est loin de lui donner tout le développement nécessaire. C'est là le dernier travail que nous ayons à considérer, et bien que depuis ce moment il ait paru des recherches intéressantes, telles que celles de MM Terrillon et Schwartz (3) sur les vaginalites dans l'orchite blennorrhagique ; de M. Terrillon sur les lésions du canal déférent, publiées dans la Gazette médicale de Paris pendant l'année 1879, ici s'arrête, en France du moins, l'historique de cette question.

Si maintenant nous jetons un coup d'œil sur les travaux

(1) Marimon. Recherches sur l'anatomie pathologique des grosses hydrocèles. Thèse Paris, 1874.

(2) Ramas de Fonseca. Thèse de Paris, 1876.

(3) Terrillon et Schwartz. Contributions expérimentales à l'étude de la pathogénie de la vaginalite (Gazette médicale, 26 juillet et 26 août 1879).

Boursier.

publiés à l'étranger dans ces dernières années, il faut avouer que nous trouvons peu de chose. Cette étude de l'hydrocèle symptomatique est presque exclusivement française. Les observations multiples publiées en Angleterre, soit sur l'hydrocèle, soit sur les tumeurs de la glande séminale, ont une autre tendance ; c'est surtout le traitement par la méthode antiseptique que les Anglais étudient. Dans le dernier traité classique anglais, celui de Holmes (1), Humphry, l'auteur de l'article Hydrocèle, signale bien les hydrocèles symptomatiques, mais il s'attache surtout à démontrer que l'hydrocèle est ordinairement inflammatoire, et que les épididymites chroniques donnent souvent naissance à cette affection.

En Allemagne, même tendance : l'hydrocèle est étudiée surtout au point de la méthode curative.

On trouve fort peu de faits et d'observations d'hydrocèles symptomatiques dans le recueils périodiques. Dans le traité de pathologie externe de Pitha et Billroth, livre classique actuel, il n'y a pas de chapitre spécial consacré aux hydrocèles accompagnant les tumeurs. Mais à propos des maladies de la glande, Kocher (2) l'auteur de ce chapitre, étudie assez longuement dans chacune l'état de la séreuse vaginale ; et de tous les livres didactiques, c'est celui qui donne les notions les plus précises sur ce sujet. Peut-être cela tient-il aussi à ce qu'il est le plus récent.

Nous voici arrivés à la période actuelle ; et, si nous cherchons à résumer rapidement cette longue histoire, nous voyons qu'elle peut se diviser en trois périodes, marquant chacune une phase particulière.

(1) Holmes. A system of surgery, etc., t. V. London, 1871.
(2) Kocher in Pitha et Billroth, 3e volume, 2e partie, p. 330 et suivantes.

La première, la plus ancienne, est surtout caractérisée par ceci que l'hydrocèle semble toujours une maladie essentielle, et, comme sa présence peut masquer les lésions glandulaires, celles-ci sont considérées comme des complications et non comme des causes. Elle répond, nous l'avons déjà dit, à cette phase de l'histoire des tumeurs où toute tumeur solide est dite sarcocèle, et ce mot suffit presque à caractériser cette période.

Puis vient une seconde époque qui s'étend à peu près depuis Velpeau, 1844, jusqu'à nos jours, où les chirurgiens et les anatomo-pathologistes essaient surtout à l'aide du microscope, de séparer les nombreuses tumeurs constituant le sarcocèle. C'est l'époque où le cancer, après avoir remplacé le sarcocèle, disparaît à son tour de la nomenclature anatomique pour permettre de constituer les carcinomes, les sarcomes, les myxomes, les épithéliomes etc., tumeurs distinctes dont l'histologie faite d'abord, sert de base à l'étude clinique.

Enfin depuis 1872, l'attention est rappelée sur l'hydrocèle négligée un peu pendant la période précédente. Si les auteurs qui s'occupent de cette question cherchent à étudier l'étiologie, et à substituer à des causes banales les lésions persistantes de l'appareil glandulaire, ils semblent se borner à étudier surtout les cas d'hydrocèles vraies et à établir la nature inflammatoire chronique de ce que les auteurs anciens regardaient comme une hydropisie. Ils se désintéressent ainsi des hydrocèles consécutives aux tumeurs, dont l'influence étiologique leur semble plus nettement démontrée.

Aussi nous a-t-il semblé intéressant d'entreprendre quelques recherches à ce sujet, persuadés que dans ces cas la connaissance des lésions de la vaginale, qu'elles aboutis-

sent à des épanchements ou à des adhérences, peut éclair-
cir certains points du diagnostic des tumeurs du testicule.

***

CHAPITRE II

ANATOMIE PATHOLOGIQUE.

Sous ce titre, nous devons comprendre un examen
approfondi de l'état de la séreuse vaginale, lorsqu'existe
une altération profonde ou une affection organique de la
glande testiculaire ; et cela, sans tenir aucun compte de la
nature ou du degré de l'affection. C'est une sorte de tableau
d'ensemble, dont les détails seront repris à l'heure où nous
chercherons à faire l'histoire du symptôme vis-à-vis de chaque tumeur spéciale. Mais ici, nous devons nous placer à un
point de vue beaucoup plus général ; il est facile alors de
prévoir que ce chapitre devra se diviser en deux parties
assez distinctes : l'étude du liquide d'abord, quel qu'il soit,
qui sera collecté dans la cavité séreuse ; secondement, enfin l'état de la membrane vaginale, la description des lésions qu'elle peut présenter. Il ne faut pas croire cependant
que ces deux parties de la question sont indépendantes
l'une de l'autre, et si pour la clarté de la description, nous
sommes obligés de faire une division aussi absolue et qui
peut paraître arbitraire, nous nous efforcerons en terminant de rattacher ensemble ces deux moitiés d'un même
syndrome : l'épanchement qui est l'effet, et les altérations
de la membrane qui en sont l'origine.

Il ne serait pas juste de penser que toute lésion, toute
néoplasie glandulaire retentira forcément sur la séreuse,

bien que ce retentissement se rencontre dans la grande majorité des cas, il peut en exister où il fasse absolument défaut. Nous ne voulons pas compter au nombre des cas où la vaginale est saine, toutes les observations où il n'y a rien d'indiqué sur ce sujet. Bien que le silence puisse être interprété négativement, nous devons cependant faire quelques réserves au sujet de certaines observations manifestement incomplètes, ou qui, recueillies à un point de vue restreint et exclusif, ne mentionnent pas un examen complet des lésions. Quoi qu'il en soit, on trouve dans un certain nombre de cas l'intégrité de la tunique vaginale, notée avec le plus grand soin (1).

Mais bien plus nombreux sont les cas où la séreuse est atteinte, et alors, fidèles à la division indiquée plus haut, nous allons étudier successivement : 1° le liquide ; 2° la membrane.

1° *Liquide de l'épanchement.*

Dans un grand nombre d'hydrocèles symptomatiques, le liquide ne présente pas de caractères physiques spéciaux il est transparent, peu dense, légèrement jaunâtre, citrin.

Dans quantité d'observations, il est désigné sous le nom de liquide citrin, liquide séreux, liquide jaune-paille, sérosité, etc., et quand les auteurs veulent être plus précis encore, ils ajoutent que ce liquide présente tous les carac-

---

(1) Par exemple, dans les observations de Broca. Kyste de l'épididyme, Bull. Soc. anat., 1851. — Rollet. Sarcocèle fongueux syphilitique. Arch. de méd., 1861. — Lallament. Cancer encéphaloïde du testicule. Bull. Soc. anat., 1862, p. 133. — Ledentu. Cancer du testicule. Bull. Soc. anat., 1863, p. 138.— Pr Depaul. Cancer du testicule, enfant de 16 mois. Bull. Soc. de chir., 1876.

tères de celui de l'hydrocèle ordinaire (1). Du reste, cette comparaison se justifie pleinement, car au point de vue clinique sa présence se révèle souvent par une transparence qui ne diffère en rien de celle de l'hydrocèle dite essentielle. Dans d'autres cas, au contraire, le liquide est altéré, il n'a plus cette consistance aqueuse aussi parfaite, cette transparence absolue; mais cela peut tenir à l'existense d'éléments nouveaux qui viennent l'altérer. Et d'abord, le liquide peut devenir un peu louche, quelquefois jaune sale, un peu visqueux, et cela par le fait de l'existence d'une plus grande quantité de fibrine qui se présente alors sous la forme de flocons nuageux, nageant au milieu de ce liquide. Ce fait est signalé dans l'observation de Moutard-Martin (cancer du testicule. Bull. Soc. anat. 1876, séance du 24 nov.). Dans d'autres observations, on signale seulement un liquide peu transparent (2), un liquide louche sale (3); enfin, dans un cas il est parlé d'un liquide visqueux.

De plus, ce liquide peut contenir des éléments accidentels qui peuvent venir encore le troubler et nous aurons d'abord des globules de sang et des leucocytes.

L'existence des globules de sang dans l'hydrocèle est fréquente et leur nombre peut y être excessivement variable. Tous les degrés se rencontrent depuis la sérosité transparente jusqu'à l'hématocèle vraie ou épanchement de sang

---

(1) Observation de Bailly. Testicule tuberculeux. Bull. Soc. anat., 1860, p. 214 (le liquide est clair et transparent comme celui de l'hydrocèle). — Obs. I, III, IX, de Salleron, Mémoire sur la tuberculose génitale de l'homme. Archiv. gén. de méd. 1863.— Obs. de Charmat. Cancer du testicule. Bull. Soc. anat., 1855, etc.

(2) Osborn. Cysto-sarcome du testicule. The Lancet, 1877, p. 937.

(3) Obs. II du mémoire de Reynier, sur le sarcocèle gommeux. Arch. gén. de méd., 1879.

pur, liquide ou en caillot qui existe assez souvent, et dont nous n'avons pas à nous occuper ici.

Mais ordinairement la sérosité contient peu de sang ; quelquefois en effet on peut signaler simplement une eau roussâtre, une légère teinte rosée du liquide, tandis que dans d'autres cas on trouve une sérosité sanguinolente, un épanchement séro-sanguin, pouvant se rapprocher beaucoup du véritable épanchement sanguin.

Il en est à peu près de même pour les leucocytes, dont la présence en petite quantité est constante, mais dont l'accumulation peut arriver à transformer le liquide de l'hydrocèle en liquide séro-purulent, puriforme ou franchement purulent. On trouve même du pus verdâtre, comme cela a été signalé dans une observation du professeur Broca (1). Du reste, cet état plus ou moins franchement purulent de l'épanchement a été signalé avec soin par M. le Dr Reclus dans son excellente thèse sur le tubercule du testicule : « Le liquide de l'épanchement, dit-il, diffère de celui de l'hydrocèle, il est plus dense, jaune verdâtre, et une goutte d'acide azotique le fait prendre en masse. » Plus loin, dans l'exposé de ses observations, il mentionne plusieurs fois la présence d'un liquide absolument purulent. De plus, les globules de sang ou les leucocytes, surtout s'ils sont en petite quantité dans le liquide, peuvent être légèrement altérés. Dans un seul cas nous avons trouvé un examen histologique de ces éléments : c'est dans l'observation de Muron (2) (cancer du testicule, 1868), où la ponction de la tunique vaginale donne issue « à un liquide sanguinolent contenant des globules rouges et blancs peu altérés. »

Avant d'aller plus loin dans l'énumération des liquides,

(1) Broca. Bull. de la Soc. anat., 1853, p. 343.
(2) Muron. Bull. de la Soc. anat., 1866, p. 443.

avant de voir quels éléments pathologiques ou accidentels ils peuvent contenir, nous devons faire observer que c'est simplement le liquide primitif de la séreuse vaginale que nous avons en vue, c'est-à-dire le liquide existant avant la première ponction ou bien au moment où on la pratique.

En effet, la lecture des observations nous montre que la ponction a souvent pour effet de modifier l'épanchement et d'en changer la nature. Dans certains cas de tumeur du testicule avec hydrocèle assez notable pour masquer la lésion glandulaire, la première ponction donne un liquide souvent citrin transparent, tandis que le liquide qui se reproduit devient quelquefois sanguinolent, sanglant, quelquefois aussi purulent. Il est facile d'en citer quelques exemples. Dans quelques cas, une seule ponction suffit à transformer un liquide séreux en liquide sanglant, comme par exemple dans l'observation n° II du mémoire de M. Reynier (1) sur le testicule syphilitique. Dans d'autres cas, au contraire, ce n'est qu'au bout d'un certain nombre de ponctions que le liquide s'altère. Nous trouvons un exemple frappant de ces modifications dans l'observation de Launay (2) ayant trait à un sarcome.

OBS. — Un nommé X..., 40 ans, se présente le 19 juillet 1861 à la Maison de Santé, dans le service du Dr Demarquay, portant une tumeur du testicule droit. Pas d'antécédents syphilitiques : apparition de la tumeur en 1833 après un traumatisme. Développement lent et progressif. Douleurs. En 1857, on reconnaît que la masse solide est entourée d'une mince couche liquide. En 1861, tumeur très volumineuse, épanchement très considérable. Transparence à peu près totale, sans qu'on puisse reconnaître par

(1) Reynier. Arch. gén. de méd. avril 1879.
(2) Launay. Hydro-sarcocèle volumineux. Bull. Soc. anat., 1861, p. 365.

ce symptôme la présence d'une tumeur solide au milieu de l'épanchement.

1re ponction, 20 juillet 1861. 500 gr. de liquide citrin.

2e ponction, le 21. 500 gr. encore de liquide citrin, devient légèrement sanguinolent à la fin de l'écoulement.

3e ponction, le 22. Liquide sanguinolent *visqueux*.

4e ponction, le 6 août. 500 gr. de liquide presque absolument sanglant.

La tumeur est enlevée, elle est de nature fibro-plastique.

Ainsi, on le voit, sous l'influence de ponctions répétées, le liquide a été très vite altéré et complètement modifié.

Enfin dans les cas d'hydrocèles enkystées, c'est-à-dire dans les cas où la vaginale est remplie par des fausses membranes pouvant délimiter des cavités secondaires contenant un épanchement, cas que nous étudierons avec les altérations de la membrane, nous verrons que les différentes loges peuvent contenir des liquides de caractères bien différents.

Mais outre le sang ou le pus, le liquide peut contenir quelques éléments accidentels accessoires, dont la présence peut avoir une certaine importance. Signalons d'abord les corps libres de la tunique vaginale, petits corps fibreux ou fibro-cartilagineux dont nous n'avons pas à faire ici l'histoire et qui ont été étudiés histologiquement par M. Malassez (1) en 1870, à la Société anatomique, à propos d'une observation qu'il avait présentée lui-même. Ils ne se rencontrent que dans quelques cas de lésions inflammatoires chroniques de la glande et surtout de l'épididyme. Nous n'en avons du reste rencontré aucun exemple dans les observations de tumeurs véritables.

Notons en passant la présence possible de poils, de cel-

____

(1) Malassez. Bull. de la Soc. anat., 1870, p. 31.

lules épidermiques que l'on ne rencontre que dans une seule maladie, les inclusions fœtales, affection excessivement rare, étudiée avec soin par le professeur Verneuil en 1855 (1). Terminons enfin cette revue d'éléments accessoires par les spermatozoïdes. Il arrive en effet quelquefois, et le fait est surtout signalé par les anciens chirurgiens, que le liquide issu d'une ponction de la tunique vaginale contient des spermatozoïdes. Mais, faisons-le remarquer, le fait ne se rencontre qu'en présence des kystes spermatiques de l'épididyme et jamais ailleurs. Or dans ce cas deux seules hypothèses sont admissibles. Le kyste peut s'être rompu et avoir laissé écouler son contenu dans le liquide d'une hydrocèle préexistante ou dans la séreuse vide. Ce mécanisme n'a rien d'impossible, et le professeur Gosselin (2), dans son savant mémoire, le regarde comme possible; seulement il ajoute que dans ces cas on trouverait alors l'orifice de communication et il ne l'a jamais rencontré. Dans la seule observation où il a pu constater la rupture du kyste, il n'y avait point de liquide dans la vaginale, Il est plus probable au contraire que l'on a affaire le plus souvent à de très volumineux kystes de l'épididyme qui peuvent se développer en refoulant la séreuse vaginale, et prendre la place qu'occuperait une hydrocèle simple. C'est ainsi du reste que nous pourrons expliquer un fait de ce genre que nous avons vu dans le service de notre maître le Dʳ Cusco, au mois de mai dernier. M. Bouilly, qui le remplaçait, diagnostiqua chez un homme âgé une hydrocèle avec inversion du testicule, car celui-ci était en avant de la tumeur, et la ponction fit évacuer un liquide louche,

---

(1) Verneuil. Mémoire sur l'inclusion scrotale et testiculaire. Archives de médecine, juin 1855.

(2) Gosselin. Arch. gén. de médecine, 1848, 4ᵉ série, p. 24, 163.

opalescent et contenant de nombreux spermatozoïdes. Or comme dans ce cas on ne trouvait pas de kyste épididymaire appréciable, même après la ponction, il est plus que probable que c'est dans la cavité même du kyste que le trocart avait été enfoncé.

La quantité du liquide présente les plus grandes variétés, et il n'y a rien de corrélatif entre sa nature et son abondance. Il n'y a pas non plus de relation constante entre le volume du liquide et le volume de la tumeur; il y en aurait peut-être entre cette abondance et la nature du néoplasme, mais c'est un point qui doit être examiné dans l'étude particulière des tumeurs testiculaires.

Indiquons seulement ici, que souvent les hydrocèles symptomatiques volumineuses sont formées de liquide séreux, sans qu'il faille cependant considérer cette disposition comme constante. Tantôt, voyons-nous, on trouve à peine dans la cavité vaginale quelques gouttes de liquide, une cuillerée, un verre à liqueur. et dans ces cas rien parmi les symptômes n'a pu révéler ces quantités si minimes. Dans d'autres cas tout opposés on rencontre des hydrocèles excessivement abondantes (on a pu voir 4 et 500 grammes de liquide) et il arrive alors au contraire, que la quantité du liquide masque complètement la lésion du testicule. Entre ces cas extrêmes on peut trouver tous les degrés, et les épanchements de volume moyen de 30 gr. à 150 ou à 200 sont de beaucoup les plus fréquents.

Enfin nous devons dire un mot des caractères chimiques du liquide. Malheureusement nous aurons peu de renseignements à utiliser sur ce point. L'étude chimique de l'hydrocèle simple a été faite très complètement. Robin dans son Traité des humeurs a donné une analyse très détaillée de ce liquide. Les auteurs qui l'ont étudié depuis ces dernières années se sont surtout efforcés de mettre en lumière sa nature inflammatoire et de le différencier des liquides hydropiques ordinaires. Virchow (1) dit qu'il s'en distingue, parce qu'il renferme : de la fibrine ou tout au moins de la substance fibrinogène qu'on ne retrouve pas dans les autres. C'est elle qui fait coaguler le liquide quand on l'abandonne au contact de l'air. Marimon (2) dans sa thèse invoque en outre sa densité considérable (1,025), sa richesse en substances albuminoïdes (8 0/0 d'après Marcet) (3) (9 0/0 d'après Bostock) (4), sa richesse en parties solides, indiquée dans le traité de Pitha et Billroth.

Cet auteur (5) ajoute encore à propos de la fibrine dont la présence serait une preuve incontestée de cette nature phlegmasique : « Dans aucune de ces analyses on ne trouve de fibrine : c'est que la fibrine spontanément coagulable existe très rarement dans le liquide de l'hydrocèle..... Mais on y a constaté de la fibrine dissoute de Denis (de Commercy). Celle-ci se coagule spontanément, mais lentement, et pour ainsi dire couche par couche sous l'influence de l'exposition à l'air. D'autres fois il est nécessaire pour l'obtenir de soumettre le liquide à l'action des fibrino-plastiques, des éléments du sang (Buchanan, de Glascow) ou des globules sanguins (Al. Schmith). »

Ces travaux n'ont pas été faits pour les hydrocèles compliquant les tumeurs ; une seule analyse en a été publiée dans le mémoire de M. Mehu (6), sur la composition chi-

---

(1) Virchow. Traité des tumeurs.
(2) Marimon. Loco citato.
(3) Marcet. Medic. chirur. trans., vol. II, p. 372.
(4) Bostock. Medic. chirur. trans., vol IV, p. 72.
(5) Marimon. Loco citato, p. 15.
(6) Mehu. Liquide de l'hydrocèle vaginale et de l'hydrocèle enkystée. Arch. gén. de médec., 1875, 6e série, t. XXV, p. 527.

mique du liquide de l'hydrocèle. Il s'agissait d'un cas de tubercules du testicule. L'épanchement était clair citrin ordinaire, et l'analyse chimique n'a révélé aucune différence appréciable entre cette hydrocèle et celles dites essentielles. Nous avons pu faire aussi analyser le liquide d'une hydrocèle, provenant encore d'un cas de tuberculose testiculaire. L'analyse a été faite par M. Bodmer, interne en pharmacie de la Charité, et ce liquide présentait seulement une quantité excessivement considérable de matières albuminoïdes, quelques traces de fibrine et très peu de cholestérine. Cela tendrait donc à venir démontrer une fois de plus la nature inflammatoire de l'hydrocèle. Mais avant de conclure à l'aide de ces seules recherches, il faudrait, croyons-nous, étudier plus complètement la question, et trouver des caractères encore plus nets. En effet, en présence de certains liquides très clairs, et simplement albumineux, en face de certaines séreuses, pâles, minces et lavées, il ne faut pas se hâter de conclure, et faire quelques réserves pour ces cas douteux, qui ne sont, du reste, qu'une infime minorité.

2° *Membrane séreuse.*

Les lésions que l'on rencontre dans la séreuse peuvent être très différentes. Nous ne reviendrons pas sur les cas d'intégrité absolue de cette membrane lorsqu'existe une tumeur du testicule ; cette intégrité absolue est relativement rare. Dans quelques cas cependant, bien que la membrane paraisse absolument indemne, il peut exister de l'épanchement citrin.

On peut rencontrer simplement la tunique vaginale un peu dépolie, présentant des arborisations vasculaires plus ou moins abondantes. Ordinairement ces altérations s'accompagnent d'un épaississement léger de la membrane; c'est ce que nous avons rencontré comme on peut le voir dans une de nos observation de sarcome du testicule (1).

Dans d'autres cas, au contraire, l'épaississement de la séreuse est très notable, portant spécialement sur la tunique fibreuse. Ainsi, dans une observation de Letixerant (2), le feuillet viscéral de la vaginale est épaissi, fibroïde, atteint une dimension de 2 millimètres; dans une autre observation, Herpin (3), 1877, la tunique vaginale est épaissie, indurée, au point qu'en faisant l'ablation du testicule, le chirurgien pratique en même temps la résection de cette membrane. C'est aussi la pratique suivie dans le cas de sarcome que nous avons cité plus haut. De plus, dans le fait d'Herpin, on trouve cette vaginale épaissie, infiltrée de sang, bien que l'épanchement vaginal ait toujours été citrin. Dans les cas que nous venons de passer en revue, la cavité est toujours absolument libre, la séreuse lisse et polie.

Mais souvent l'irritation constatée, et dont nous venons de voir les moindres degrés, aboutit à la production de fausses membranes, à une vaginalite pseudo-membraneuse. Les néomembranes doivent être ici étudiées à deux points de vue; d'abord en elles-mêmes, et ensuite nous devons voir ce que devient après leur production la cavité vaginale.

Comme toutes les néomembranes des séreuses, elles présentent une consistance et un degré d'organisation variable suivant leur âge. A leur degré le plus simple, on rencontre

(1) Voy. obs. n° XVIII.
(2) P. Letixerant. Bull. de la Soc. anat., 1852, p. 30.
(3) Herpin. Bull. de la Soc. anat., 1876, p. 130.

des filaments fibrineux lâches, d'apparence gélatineuse, des tractus fibrineux, sans grandes traces d'organisation, dont quelques-uns ont été comparés aux cordages tendineux du cœur. D'autres fois on trouve de vastes fausses membranes, molles, gélatineuses, faiblement adhérentes, qui semblent formées de substance amorphe.

Puis, peu à peu, on voit ces dépôts fibrineux s'organiser ; ils renferment très rapidement des vaisseaux à parois très peu résistantes, à calibre ordinairement assez large, et dont les lésions ou les ruptures sont une des sources fréquentes d'hématocèle symptomatique. Progressivement ces fausses membranes se transforment en tissu conjonctif pour arriver à former souvent un tissu fibreux, blanc, dur et résistant, possédant tous les caractères du tissu fibreux normal.

Nous ne voulons pas insiter ici davantage sur ces fausses membranes et montrer leur évolution anatomique, car nous n'avons pas la prétention de faire une histoire complète des vaginalites, et l'on retrouve là toutes les formes connues et étudiées dans l'histoire des vaginalites aiguës, et des vaginalités hémorrhagiques (hématocèle spontanée).

Seulement, puisque nous avons surtout pour but d'étudier les hydrocèles symptomatiques, nous allons voir ce que devient la cavité, dans le cas où il y a des fausses membranes. Dans certains cas, encore assez nombreux, il peut y avoir adhérence totale des deux feuillets de la séreuse, c'est-à-dire disparition absolue de la cavité, et nous devons éliminer très rapidement ces faits, puisque, par suite de cette disposition, tout épanchement symptomatique devient impossible. Mais souvent les fausses membranes ont une disposition toute différente ; elles peuvent quelquefois former une sorte de revêtement intérieur plus ou moins complet de la séreuse.

Alors, tantôt il y a une vaste cavité libre, tantôt des adhérences partielles plus ou moins étendues, plus ou moins solides et pouvant subdiviser la cavité unique primitive en plusieurs cavités secondaires. Ce sont là, à proprement parler, les hydrocèles enkystées de la tunique vaginale. Parfois, il est vrai, les adhérences entre les deux feuillets sont faibles, filamenteuses, peu épaisses, et ne font que traverser la cavité en sens divers, sans la cloisonner à proprement parler. Mais, dans d'autres cas, il peut y avoir des séparations absolument complètes entre différentes portions. Nous trouvons cette disposition dans l'observation de Bourdillat (1), 1851.— Tubercules du testicule. — A l'examen anatomique des enveloppes du testicule, il est dit : « A la place de la cavité vaginale, on trouve plusieurs kystes volumineux qui paraissent s'être développés dans la tunique vaginale par enkystement, ou plutôt cloisonnement de la cavité. Trois poches sont tout à fait distinctes. La première, au niveau du bord antérieur, est remplie de liquide sanguinolent; la seconde, placée au-devant de l'épididyme, et continuant, pour ainsi dire, en haut, la vaginale ; la troisième, enfin, coiffant le testicule et plus petite que les deux autres. Le liquide de ces deux dernières est séreux et renferme des flocons fibrineux. De plus, ces kystes sont cloisonnés par des fausses membranes. »

Un autre exemple, non moins frappant, est donné encore par l'observation suivante, Letulle (2), 1876, Bull. Soc. anat. (Carcinome). — L'examen de la pièce fournit les résultats suivants :

(1) Bourdillat. Bull. de la Soc. anat., 1868, p. 309. Voy. Obs. VI.
(2) Letulle. Bull. de la Soc. anat. 1876, p. 203.

« La vaginale, épaisse, dure et solide, est cloisonnée par une bande fibreuse, qui part du néoplasme, soude les deux feuillets dans une étendue de deux centimètres environ, et la divise en deux cavités qui paraissent distinctes. — Les cavités contiennent un liquide séro-sanguinolent, etc. »

Du reste, comme on peut le voir plus loin, en lisant l'observation que nous avons rapportée (1), ces hydrocèles enkystées étaient assez faciles à reconnaître sur le vivant.

D'autres fois, l'hydrocèle enkystée, au lieu d'être formée par un cloisonnement de la cavité primitive, peut être due aussi à la production de cavités kystiques dans l'épaisseur d'une fausse membrane, comme on peut le voir dans l'observation déjà citée de Porack, 1876.

« La cavité vaginale n'existe plus, dit-il, on n'en trouve plus que des portions sous forme de kystes peu nombreux et peu volumineux, contenant, dans leur intérieur, une sérosité transparente citrine analogue au liquide de l'hydrocèle (2). »

Du reste, cette conformation de kyste dans l'épaisseur des fausses membranes avait déjà été signalée par M. Gosselin, dans ses travaux sur l'hématocèle.

Ces quelques exemples d'hydrocèles enkystées suffisent à montrer que le liquide de ces hydrocèles peut revêtir autant d'aspects différents que celui des hydrocèles véritables, séreux, séro-sanguin, sanglant, etc.

Sans revenir ici sur ce point qui a déjà été longuement examiné, nous devons cependant signaler une particularité : c'est que souvent les diverses loges contiennent des liquides tout à fait dissemblables. Nous avons vu, en effet, dans l'observation de Bourdillat (3) que, tandis qu'une poche

(1) Voy. obs. n° XVI.
(2) Porak. Bull. de Soc. anat., p. 178.
(3) Bourdillat. Loco citato, voy. obs. n° VI.

    Boursier.

contenait du liquide sanguinolent, les deux autres étaient remplies par du liquide citrin et transparent. D'autres fois, toutes les loges sont remplies de liquides analogues. Quelque fois, l'hydrocèle enkystée n'est pas formée par cloisonnement de la cavité vaginale, mais par adhérence partielle, plus ou moins étendue, avec conservation d'une portion variable de la cavité. Au lieu des kystes multiples que l'on trouvait dans les cas précédents, il n'y a plus qu'une seule loge. C'est ce que nous rencontrons, par exemple, dans l'observation de Feré (1), où il est dit : « Les deux feuillets de la tunique vaginale sont accolés dans toute leur étendue, sauf sur un point, où ils sont séparés par une petite quantité de liquide citrin, qui forme une tumeur arrondie du volume d'une noisette. — Dans un autre cas, celui de Godard (2), 1855, ce n'est plus une hydrocèle, c'est une hématocèle enkystée que l'on rencontre.

Quant au siège exact de l'hydrocèle enkystée, il est très variable, car on la rencontre un peu partout. Dans les cas d'hydrocèles enkystées multiloculaires, le siège de chaque kyste est indiqué ordinairement. Quant à l'hydrocèle enkystée uniloculaire, ou bien les observations ne contiennent rien au sujet de sa localisation, ou bien celles qui la mentionnent la montrent très variable.

Nous en aurions fini avec les lésions de la séreuse et les fausses membranes, s'il ne nous fallait indiquer encore certaine lésions secondaires possibles, soit de la séreuse, soit des fausses membranes elles-mêmes, et qui peut-être peuvent avoir une certaine influence sur l'évolution et la nature de l'épanchement symptomatique.

La séreuse, en effet, peut être quelquefois envahie par

(1) Feré. Bull. Soc. anat., 1877, p. 501. Tub. du test.
(2) Godard. Testicule cancéreux, Bull. de Soc. anat., p. 548, 1855.

une production pathologique analogue à celle de la glande,
et l'irritation causée par cette lésion est peut-être une des
causes de l'épanchement.

Ainsi, dans un cas de tubercules du testicule, présenté
à la Société anatomique par Boucheron (1), 1873, il y avait
sur le feuillet pariétal de la séreuse une granulation tuberculeuse parfaitement caractérisée, et il y avait aussi une
hydrocèle transparente, de moyen volume.

Dans certaines observations de cancer, la tumeur dépasse
les limites du testicule, et peut faire saillie dans la cavité
vaginale (obs. de Fano (2), 1855). On retrouve le même fait
dans l'observation de Picard (3), 1875 : « De grosses hernies
du tissu néoplasique commençaient à envahir la cavité vaginale ; » et dans l'observation de Cauchois (4), 1872, où
« la cavité vaginale est pleine de sang brunâtre de date récente, mêlé à des fongosités adhérentes à la partie testiculaire de la tunique vaginale. »

Enfin, dans certains cas de tumeurs, on peut trouver des
noyaux cartilagineux pédiculés, première période des corps
libres signalés dans l'étude du liquide (observation de Barnier) (5).

D'autres fois, les lésions portent non plus sur la tunique
vaginale, mais sur les fausses membranes dont elle est
remplie. On y a signalé assez souvent la présence de granulations tuberculeuses, quand il y a des lésions de même
nature de la glande ou de l'épididyme : les observations de

(1) Boucheron. Tub. du test. Bull. de Soc. anat., p. 77, 1873.
(2) Fano. Cancer du test. Bull. de Soc. anat., p. 172, 1855.
(3) Picard. Sarcocèle et phthisie cancéreuse. Paris, 1875.
(4) Cauchois. Sarcome névroglique du test. Bull. de Soc. anatom.
1872.
(5) Barnier. Tub. du testicule. Thèse 1873.

Broca (1), 1853, et de Thorens (2), 1878, en sont deux exemples très nets.

D'autres fois, au contraire, ce sont des productions cancéreuses, et l'observation relatée par Nepveu en est un des exemples les plus frappants. Il s'agit d'un cas de squirrhe présenté par Dolbeau à la Société anatomique, 1853 (3). « Sur le feuillet viscéral de la vaginale, près de l'épididyme, existent des fausses membranes molles, grisâtres, renfermant une matière gris jaunâtre, molle. L'examen histologique pratiqué par le professeur Robin a démontré que ces fausses membranes contenaient les éléments du cancer. »

Enfin, dans quelques tumeurs malignes à marche très rapide, il peut y avoir une désorganisation telle du testicule et de ses enveloppes, que la tunique vaginale ait complètement disparu, et qu'on ne puisse plus en retrouver de traces (Brun, 1878, obs. de myxome).

Maintenant que nous avons étudié d'une façon générale quels sont les formes de l'épanchement et les lésions de la membrane vaginale en présence des tumeurs, nous devons suivre ce symptôme et en rechercher les variétés en face de chaque tumeur spéciale.

Avant cela, il faudrait rechercher si certaines formes d'épanchement ne correspondent pas à certaines lésions de la séreuse. Or, en essayant de rapprocher ces deux éléments liquide et membrane, nous voyons que le cas où la séreuse est presque saine, les cas d'inflammation lente avec épaississement léger et vascularisation, avec absence de fausses membranes correspondent aux hydrocèles citrines, abondantes souvent. Les cas de pachyvaginalite,

(1) Broca. **Test. tub.** Bull. Soc. anat., p. 343, 1853.
(2) Thorens. Tuberculose génitale. Bull. Soc. anat., p. 234, 1872.
(3) Dolbeau. Squirrhe du test. Bull. Soc. anat., p. 172, 1853. V. obs XII.

cloisonnant ou diminuant la cavité amènent naturellement
de petits épanchements.

Enfin les épanchements sanglants existent surtout en
présence de fausses membranes abondantes et épaisses.
Nous avons vu, en effet, qu'ils tiennent ordinairement à des
raumatismes (contusions ou ponctions). Cependant tous ces
résultats n'ont rien d'absolu et n'expriment que des faits
ordinaires mais non constants, car, nous le verrons, certaines tumeurs malignes peuvent s'accompagner de liquide
primitivement sanguinolent.

CHAPITRE III.

DE L'HYDROCÈLE SUIVANT LA NATURE DES TUMEURS.

Pour qu'une étude du genre de celle que nous entrepre-
nons soit véritablement profitable, elle devrait reposer
sur une classification solidement établie des tumeurs du
testicule. En effet, ainsi que nous le verrons, l'hydrocèle est toujours un symptôme secondaire, surajouté pour
ainsi dire, et qui ne peut prendre une véritable importance
qu'en présence d'autres symptômes qui appartiennent en
propre au néoplasme.

Deux voies s'ouvrent devant nous : adopter une division
suivant le siège de la tumeur, épididyme ou glande testiculaire, ou bien, suivant la nature de la production pathologique, tumeur maligne ou bénigne. Mais d'une part, si
la division suivant la localisation est difficile à cause des
nombreuses formes qui peuvent envahir à la fois les deux
portion de l'appareil glandulaire, d'un autre côté, la divi-

sion clinique est tout aussi impossible, à cause de certaines formes mixtes, qui s'opposent à une séparation trop absolue.

Nous ne pouvons pas ici entrer dans l'étude des tumeurs mixtes, car cette étude est si peu avancée, que nous ne trouverions aucune base solide pour nos recherches. Aussi nous avons adopté un ordre mixte.

Nous n'avons en effet qu'une seule tumeur épididymaire pure : ce sont les kystes. Quant aux lésions testiculaires et nous y comprenons celles qui sont communes à l'épididyme et à la glande, nous les énumérons, en allant des productions bénignes aux productions malignes, en terminant par le cancer, nom sous lequel nous avons réuni la plupart des productions malignes que l'on distingue plutôt par le microscope que par l'examen clinique.

Voici du reste le tableau de ces affections :

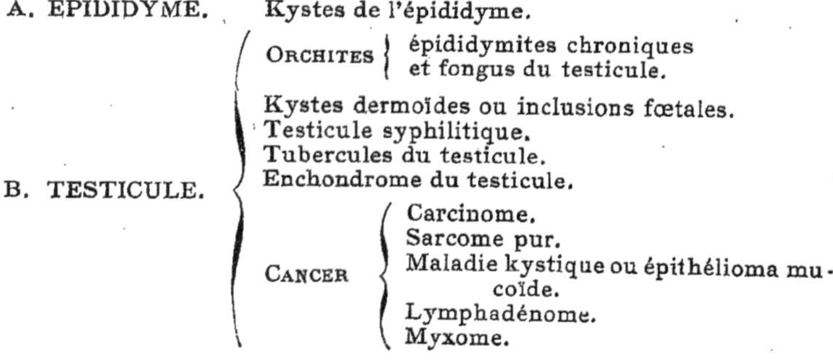

KYSTES DE L'ÉPIDIDYME.

Signalés par les anciens chirurgiens, les kystes de l'épididyme n'ont été à la vérité parfaitement connus que de—

puis les travaux du professeur Gosselin (1). Ils sont divisés, par ce savant maître, en petits et grands kystes, et nous négligerons ici l'étude des petits kystes qui ne peuvent être perçus cliniquement, qui sont peut être une des causes de l'hydrocèle dite essentielle, et de certains corps libres de la cavité vaginale.

Quant à ceux que M. Gosselin désigne sous le nom de grands kystes, et qui forment des tumeurs appréciables, ils peuvent contenir un liquide clair comme de l'eau de roche, ou bien un liquide opalescent à spermatozoïdes. M. Gosselin signale une relation très nette entre ces tumeurs et l'hydrocèle vaginale ; mais pour lui, dans ces cas, l'hydrocèle serait souvent consécutive à la rupture du kyste dans la vaginale, et il ne rapporte aucun exemple de coexistence des deux épanchements. Ce serait là du reste le mécanisme de la formation de l'hydrocèle à spermatozoïdes, ainsi que nous avons déjà eu l'occasion de l'indiquer. Il faut distinguer ces faits de ceux où un volumineux kyste a refoulé la vaginale pour prendre sa place, disposition dont nous avons donné un exemple probable, et dont les 2 observations de M. Sédillot (2), 1853, sont peut-être d'autre faits. L'observation de Reverdin (3), 1867, semble être un cas d'hydrocèle spermatique par rupture du kyste. M. Desprès dans sa thèse (4) ne signale pas non plus l'existence simultanée du kyste et de l'hydrocèle ; plus tard au contraire il en a rapporté un exemple. (Voy. observ. III.)

(1) Gosselin. Kystes de l'épididyme. Arch. gén. de méd., 1848, tome XVI, 4e série, p. 24, 163.

(2) Sédillot. Hydrocèle spermatique, Arch, de méd., 5e série, tome I, 1853

(3) Reverdin. Hydrocèle spermatique. Bull. de Soc. anat., p. 669, 1867.

(4) Desprès. Loco citato.

Or l'hydrocèle symptomatique est dans ces cas relativement fréquente, car sur dix-huit observations que nous avons pu recueillir, elle existait quatre fois.

Dans les quatre observations que l'on trouvera plus loin, le liquide était citrin, limpide, c'était le liquide de l'hydrocèle simple, et il était toujours d'abondance moyenne, 80 gr. dans le cas de Després, 150 gr. dans le nôtre. La fluctuation était notoire, dans tous les cas ; quant à la transparence, elle est signalée dans trois observations. Dans la 4e, il y avait une poussée de vaginalite subaiguë qui masquait un peu les symptômes ordinaires de l'hydrocèle et qui du reste ne permit pas de faire le diagnostic du kyste avant la ponction. Quant à la vaginale, dans le seul cas où il y ait eu autopsie, celui de Broca (1), elle paraissait saine; dans notre observation, au contraire, il fut facile de constater l'existence de néomembranes, formant des cloisonnements incomplets.

Ainsi donc et pour nous résumer, hydrocèle de moyen volume, de liquide citrin, transparente, non enkystée, voici ses caractères. Ils étaient assez nets dans le cas de Benjamin Anger (2) pour lui permettre de reconnaître la partie de la tumeur qui appartenait au kyste et celle qui était formée par l'épanchement vaginal.

Maintenant, pourquoi tous les cas de kystes ne provoquent-ils pas de l'épanchement, et quel en est ici le mécanisme? Il est possible de répondre à la première question, en supposant la seconde résolue : nous verrons en effet que les épanchements symptomatiques sont presque toujours des manifestations inflammatoires : or, la présence du kyste peut irriter suffisamment la vaginale qu'il

(1) Broca. Kyste de l'épididyme. Bull. Soc. anat. anat., p. 393, 1851.
(2) Benj. Anger, Gaz. des hôp., 27 mai 1875. Voy. obs. II.

refoule peu à peu pour qu'elle réagisse par un travail inflammatoire lent, aboutissant à une hydrocèle. D'un autre
côté, si tous les kystes de l'épididyme ne produisent pas
d'hydrocèle symptomatique, cela tient, peut-être, à leur si-
tuation ou plutot à leur mode d'accroissement. M. Gosselin
avait en effet établi que la tumeur tend à se développer en
se portant vers le tissu cellulaire lâche du cordon, et non
point en refoulant toujours la séreuse ; ils se portent vers
le point de l'épididyme qui n'en est pas complètement en-
véloppé.

M. Peitary (1), en Allemagne, dans un travail récent sur
le spermatocèle kystique, a admis trois variétés d'hydrocèle
symptomatique :

1° Les kystes de l'épididyme au dehors de la vaginale.

2° Les kystes de l'épididyme en dedans de la vaginale.

3° Les hydrocèles simples avec spermatozoïdes.

Bien qu'il n'ajoute rien sur le sujet qui nous occupe, ou
que du moins on ne trouve rien de plus dans l'analyse française de son mémoire, il est possible que ce soit surtout
dans les cas de kyste se développant en dedans de la cavité
vaginale, qu'il y a, par suite d'irritations plus étendues de
la séreuse, épanchement assez abondant pour être perçu.
Cette simple hypothèse trouve peut-être une confirmation
dans le fait de Coulon (Société anatomique, 1873 (2), de dou-
bles kystes des épididymes sans épanchement de la vaginale,
où il est noté avec soin que le testicule droit est surmonté
de trois tumeurs kystiques, du volume d'un œuf de poule,
qui semblent dépendre de la tête de l'épididyme et dont aucune n'est recouverte par la vaginale. Le testicule gauche

(1) Peitary. Spermatocèle kystique. Arch. de Langenbeck (Bd. 16,
Helf. 3, 1874).

(2) Coulon. Kyste de l'épididyme. Bull. Soc. anat., p. 133, 1858.

présentait un seul kyste surmontant aussi la glande et incomplètement recouvert par la séreuse.

B. TESTICULE.

Comme nous l'avons indiqué précédemment, nous verrons ici les maladies localisées à la glande ou qui lui sont communes avec l'épididyme ; c'est ce qui nous a porté à rejeter dans ce chapitre l'épididymite syphilitique et l'épididymite tuberculeuse, ainsi que les autres épididymites chroniques.

Nous n'avons pas en effet à étudier les épididymites ou orchites aiguës, et les vaginalites qui peuvent les accompagner, car, ainsi que nous avons déjà eu l'occasion de le déclarer, c'est seulement à l'étude des tumeurs que nous désirons nous borner, et le champ à parcourir est encore beaucoup trop vaste. Cependant nous devons nous arrêter un moment sur certaines épididymites et orchites chroniques, qui peuvent donner lieu à des indurations inflammatoires localisées sous forme de véritable tumeur et dont il est souvent difficile de reconnaître la nature.

Laissons de côté les épaississements peu marqués, les indurations nodulaires, terminaisons silencieuses d'accidents primitivement aigus. M. Panas, en 1872, et ses élèves MM. Vetault et Ramos de Fonseca, dans leur thèse d'un côté ; MM. Lannelongue et Marimon, d'autre part, les ont déjà étudiés mieux que nous ne le pourrions faire ici. Ils ont démontré que c'est là une lésion à peu près constante de l'hydrocèle simple, et que l'essentialité de cet épanchement devait être considérablement réduite, peut-être même renversée. Nous nous bornons donc à les rappeler.

Mais dans certains cas, où une inflammation lente a

amené un engorgement chronique, occupant l'épididyme
seul ou avec la glande, ou bien enfin la glande isolée, on
trouve un épanchement symptomatique assez considérable. Les observations auxquelles nous faisons allusion
sont cependant peu concluantes : peut-être s'agit-il de faits
dont la nature a été mal déterminée, peut-être une connaissance plus parfaite des lésions histologiques pourrait-
elle leur donner une place plus nette dans le cadre nosolo-
gique. Dans le doute, nous nous bornons à les signaler
sans essayer de les expliquer.

Mais ce ne sont pas probablement des orchites chroniques simples dont il s'agit, puisque, ainsi que le rappelle Galesco (1) dans une thèse récente sur l'orchite
chronique, ainsi du reste que Reclus (2) l'avait déjà indiqué avant lui, l'orchite chronique vraie est surtout une
sclérose du testicule et aboutissant plutôt à une rétraction,
une diminution de volume de l'organe qu'à une véritable
tumeur. Aussi dans les cas où on a signalé des orchites
chroniques, avec testicule et épididyme volumineux, pour-
rait-on rapporter ces productions à une lésion tuberculeuse ou syphilitique, peut-être même à un néoplasme
méconnu. L'observation de Pigné (3), 1847, où le testicule induré, fibreux, entouré d'un épanchement vaginal
puriforme, contient cependant une masse jaunâtre à nature
mal dessinée, semble être plutôt un cas de tuberculose
génitale. D'autre part, dans l'observation de Négrié,
1862 (4), publiée aussi sous le nom d'orchite chronique, il
s'agit d'un testicule gros comme un œuf d'oie, avec hydrocèle de 50 à 60 gr., devenu sanguinolent après une ponc-

(1) Galesco. De l'orchite chronique. Th. de Paris, 1877.
(2) Reclus. Loco citato.
(3) Pigné. Bull. de la Soc. anat., 1847.
(4) Négrié. Bull. Soc. Anat. 1862, p. 220.

tion, et où, après la castration, la dissection a démontré
la présence de noyaux jaunâtres non enkystés, du volume
d'une noisette. Eh bien, dans ce cas ne s'agit-il pas encore
de tuberculose testiculaire à forme caséeuse? Aussi, bien
que ces quelques faits ne soient pas suffisants pour ne plus
accepter l'orchite chronique avec augmentation de volume
de la glande, nous croyons néanmoins que cette forme est
beaucoup moins fréquente que ne le croyaient les anciens
chirurgiens et que, en tous cas, elle est excessivement plus
rare que la sclérose indiquée par MM. Reclus et Galesco.

Mais nous ne pouvons quitter l'orchite chronique sans
signaler une forme spéciale d'altération qui se rattache par
sa marche aux inflammations chroniques, qui paraît même
n'être qu'une terminaison possible de certaines d'entre
elles : nous avons nommé le fongus bénin du testicule. Et
c'est pour cela que nous rapprochons son histoire de celle
des orchites.

En effet, malgré l'étude excellente qu'en a faite Jarjavay (1), qui a plutôt tendance à le regarder comme une
production spéciale, nous voyons Curling, Gosselin (2), dans
les annotations du traité de Curling, Després dans sa thèse,
le décrire surtout comme une terminaison de certaines orchites chroniques de nature mal définie, tuberculeuses,
selon les uns, syphilitiques pour les autres, simplement
inflammatoires pour les derniers.

Nélaton décrit, au contraire, à part le fongus du testicule; il tend à en faire une altération spéciale, tout en re-
connaissant la grande part que prennent les inflammations
chroniques sur sa production. De tous ces auteurs, Jarjavay est le seul qui recherche l'état de la vaginale. Après

(1) Jarjavay. Fongus du testicule. Arch. méd., 4e série, t. **XX**, p. 123.
(2) Gosselin, Curling. Loco citato.

avoir divisé le fongus en superficiel et profond, suivant que la masse bourgeonnante provient de l'albuginée ou du parenchyme de la glande, il examine l'hydrocèle symptomatique dans les deux cas.

Dans le fongus superficiel, il note l'existence d'une hydrocèle concomitante avant qu'il y ait perforation des enveloppes scrotales, et Nélaton l'indique après lui. Dans le fongus profond, l'hydrocèle est plus rare ; ordinairement, surtout après la perforation des membranes externes, les deux feuillets de la vaginale sont adhérents dans toute leur étendue. Quelquefois aussi le premier phénomène de la perforation de la peau est l'issue au dehors du liquide collecté dans la séreuse. Nous devons, ainsi que nous l'avons indiqué plus haut, adopter les assertions de Jarjavay, car il nous est impossible de les contrôler. Ainsi que le fait remarquer M. Gosselin, les faits de fongus deviennent chaque jour de plus en plus rares, et dans les publications périodiques ou dans les Bulletins de la Société anatomique depuis 1852, date du travail de Jarjavay, nous n'avons pu recueillir que deux observations de fongus, dans lesquelles l'état de la tunique vaginale est passé sous silence.

INCLUSIONS FŒTALES.

Les inclusions fœtales des testicules, kystes dermoïdes, étudiées avec le plus grand soin par M. Verneuil dans son savant mémoire de 1855 (1), sont des affections que l'on peut regarder à bon droit comme exceptionnelles, et dont nous ne dirons que quelques mots.

(1) Verneuil. Inclusions fœtales du testicule. Arch. gén. de méd., juin 1855.

Nous ne voulons pas revenir sur les explications diverses que l'on a données de ces faits tératologiques; mais, sans en étudier la nature et la marche, nous devons cependant, d'après le plan que nous nous sommes tracé, voir si elles ne s'accompagnent pas d'épanchements. Or les faits nouveaux sont extrêmement rares. Depuis la publication du mémoire de M. Verneuil nous n'avons rencontré qu'un fait d'iuclusion fœtale publié récemment par un auteur anglais M. Macewen (1). Dans cette observation, il n'est pas fait mention d'épanchement; il y avait, dit l'auteur, des adhérences qui ont été trouvées en faisant la castration, et encore n'indique-t-il pas si elles étaient intra-vaginales. Aussi au point de vue de l'hydrocèle devons-nous nous borner à reproduire ce qu'en dit l'auteur du mémoire de 1855. « La tunique vaginale peut être le siège d'un épanchement séreux, situé par conséquent en dehors de la masse fœtale et qui baigne à la fois la tumeur et le testicule ou le testicule seul. »

« Et, parmi les onze observations qu'il rapporte, peut-être était-ce le cas pour l'observation de Saint-Donat, où la tumeur formait un globe gros comme la tête d'un enfant de six mois qui renfermait une écuellée d'eau au milieu de laquelle nageait la masse charnue. »

Peut-être aussi était-ce le cas de la deuxième observation de Prochaska. « La tumeur était très volumineuse et le sac renfermait une certaine quantité de sérosité. » Dans sa première observation Prochaska notait aussi l'existence du liquide. Dans la neuvième observations du mémoire, une matière grumeleuse contenait des poils, et les débris épidermiques étaient mêlés au liquide exhalé par la séreuse vaginale.

(1) Macewen. Kyste dermoïde du testicule. Gazette médicale de Paris, 3 mai 1879.

Ainsi, dit M. Verneuil, « dans un certain nombre de cas l'existence d'une hydrocèle me paraît incontestable quoique non constante. Il serait même possible que l'épanchement séreux disparût à la suite d'une ponction; c'est ce que fait supposer l'histoire du petit malade de M. André, de Péronne, qui aurait subi l'opération de l'hydrocèle six ans auparavant. »

Au point de vue séméiologique, l'étude des faits rassemblés dans ce mémoire nous enseigne que le liquide peut être révélé par de la transparence (observation de Corvisart). D'un autre côté la fluctuation qui peut être disséminée, partielle, due à des kystes siégeant dans la tumeur, peut aussi être franche, bien accusée, périphérique, et causée par un épanchement de la vaginale.

On le voit donc, c'est surtout la présence de poils, débris fœtaux, éléments épidermiques, qui met sur la voie du diagnostic si on a ponctionné l'épanchement, Mais, quand la fluctuation est simplement constatée, elle peut être une cause d'erreur de diagnostic, puisque, ainsi que le dit M. Verneuil, c'est surtout avec l'hydrocèle que l'on a confondu les inclusions fœtales.

TESTICULE SYPHILITIQUE.

Depuis les remarquables leçons de M. Fournier (Mouvement médical, 1874) il n'est plus possible de comprendre sous un seul titre *testicule syphilitique* l'ensemble des lésions que la syphilis peut déterminer dans cet organe. Nous devons avec cet auteur décrire séparément les trois formes principales : l'épididymite syphilitique, le sarcocèle scléreux ou orchite chronique syphilitique, et enfin les gommes du testicule.

1° *Epididymite syphilitique*. — Cette forme spéciale de l'affection avait été signalée pour la première fois par Dron (1), 1863, dans un mémoire très étudié; mais l'auteur, préoccupé de l'étude de la lésion elle-même et de sa localisation, a peu remarqué l'état de la vaginale. Sur les seize observations qu'il rapporte dans trois seulement nᵒˢ XIV, XV, XVI, il relate la présence d'un épanchement dans la vaginale. Une seule fois cet épanchement est assez important pour masquer la lésion glandulaire; il s'agirait donc là d'un épanchement moyen. M. Fournier, tout en admettant cette forme et en citant avec éloge le travail de Dron, insiste peu lui-même sur l'épididymite.

Il signale la fréquence de l'hydrocèle dans les lésions syphilitiques, mais étudie de préférence les formes testiculaires vraies. Vétault (2) dans sa thèse ne la signale pas. Ramos de Fonseca (3) en parle en disant : que ces lésions épididymaires peuvent souvent expliquer l'hydrocèle accompagnant les lésions syphilitiques. La même année paraît une thèse, celle de Balme (3), qui du reste ne jette pas un très grand jour sur le point qui nous occupe. Il indique la possibilité de vaginalite avec ou sans épanchement, mais ne l'a pas rencontrée, dans celles de ses observations où le testicule était indemne. Il semble donc que l'influence des lésions épididymaires sur l'épanchement rencontre ici une exception. Mais entre l'affirmation de Ramos de Fonseca et cette dernière, nous devons nous borner à faire appel à de nouvelles recherches. Pour l'un, en effet, les lésions épididymaires qui accompagnent les testicules scléreux

(1) Dron. Epididymite syphilitique. Arch. de médecine, 4ᵒ série, t. II, 1863.
(2) Vétault. Loco citato.
(3) Ramos de Fonseca. Loco citato.
(4) Balme. Epididymite syphilitique. Thèse de Paris, 1876.

peuvent facilement expliquer l'hydrocèle concomitante
Pour l'autre cette hydrocèle n'existe que lorsque l'épididymite s'accompagne d'orchite vraie.

2° *Sarcocèle scléreux, ou orchite syphilitique intersti-
tielle.* — Sous ce nom nous étudierons, avec le testicule
scléreux proprement dit les cas où l'épididyme participe
aussi à l'altération. La description de cette forme est pour
ainsi dire le fait capital des leçons de M. Fournier, et
l'épanchement vaginal y est étudié aussi complètement que
les autres symptômes. Il a établi, en effet, que l'épanchement séreux de la vaginale est un fait relativement fréquent dans le sarcocèle scléreux, et de plus il est ordinairement de moyen volume. Voici du reste les paroles de
M Fournier : « C'est que en effet, Messieurs, l'hydrocèle
symptomatique du sarcocèle syphilitique est toujours ou
minime ou moyenne tout au plus : jamais elle ne devient
très volumineuse, jamais elle n'acquiert les proportions
qu'on lui voit atteindre en d'autres cas, notamment dans
les cas d'hydrocèle simple. » Et cette fréquence signalée
ne tarde pas à devenir un signe diagnostique de valeur importante, car le professeur Gosselin, dans une de ses leçons
cliniques (1), fait de ces symptômes un des trois caractères
importants qui lui permettent d'affirmer la nature syphilitique d'une orchite chronique de diagnostic difficile.

3° *Sarcocèle gommeux.* — La gomme du testicule, décrite par Fournier (2), est regardée, par lui comme une
forme s'accompagnant fréquemment d'hydrocèle ; du reste,

____

(1) Gosselin. France médicale, 1875, n° du 24 mars.
(2) Fournier. Gomme du testicule. Mouvement médical, 1874. Loco
citato.

Boursier.   4

il donne ce symptôme comme le plus important au point de vue du diagnostic avec le tubercule du testicule, puisque, d'après lui, cette dernière affection ne s'accompagne jamais d'hydrocèle. Bien que nous ne puissions pas accepter entièrement cette dernière affirmation ainsi que nous le démontrerons plus loin, nous devons cependant en retenir la présence habituelle de l'épanchement, dans le cas de testicule gommeux. Pourtant, dans certaines observations parues depuis les leçons de M. Fournier, ce symptôme paraît avoir peu attiré l'attention. Déjà, Cornil (1) en 1861 avait publié un fait très bien observé de gommes du testicule et du poumon, dans lequel il n'y avait pas de liquide dans la séreuse, mais au contraire une adhérence totale des deux feuillets. M. Nepveu (2), dans son mémoire sur les tumeurs du testicule, en rapporte un second exemple, mais il ne parle pas de l'état des enveloppes de la glande. Enfin tout récemment, M. Reynier (3) interne des hôpitaux, étudiant certaines formes de gomme testiculaire, rapporte quatre observations : deux personnelles, une de West et une empruntée à Huber. Une seule de ces observations, la deuxième, présentait de l'hydrocèle : un demi-verre de liquide jaune séreux analogue au liquide ascitique. Dans les observations I et IV (celle de Huber), il n'y avait pas de liquide. Celle de West, enfin, mentionne une adhérence totale des deux feuillets. Il semble donc que la gomme du testicule, tout en amenant presque toujours des lésions de la vaginale, peut causer souvent une hydrocèle, souvent

---

(1) Cornil. Gommes du testicule et du poumon. Bull. Soc. anat., 1861, p. 440.

(2) Nepveu. Mémoire sur quelques tumeurs du testicule. Paris, Delahaye, 1875, 2e édition, p. 73.

(3) Reynier. Contribution à l'étude du sarcocèle gommeux. Arch. génér. de méd., avril 1879.

aussi une vaginalite adhésive plus ou moins complète. Et sans vouloir avec ce petit nombre de faits renverser les conclusions de M. Fournier, peut-être faudrait-il faire une part plus grande aux inflammations avec néo-membranes.

Si nous résumons en quelques mots ce que nous venons d'apprendre sur les lésions syphilitiques du testicule, nous pouvons dire avec M. Fournier, que l'épanchement de la vaginale est pour ainsi dire la règle, seulement cette affirmation absolument vraie pour l'orchite ou testicule scléreux, semble mise en doute pour certains cas d'épididymites et trouver quelques exceptions pour le testicule gommeux à cause de la présence d'adhérences des deux feuillets de la séreuse. Toujours les lésions de la glande s'accompagnent de lésion de la vaginale, seulement, l'inflammation adhésive est peut-être plus fréquente que ne le croyait M. Fournier. Du reste cette fréquence de la vaginalite adhésive est indiquée avec soin dans le traité de Pitha et Billroth, à propos des gommes du testicule (1).

TUBERCULES DU TESTICULE.

La tuberculose du testicule s'accompagne très souvent de lésions de la tunique vaginale, fait demontré surabondamment dans la thèse de Reclus (2), et par les nombreuses observations recueillies avant ou après la publication de cette œuvre importante. Aussi ne pouvons-nous pas accepter ce que disait M. Fournier en 1874 dans ses leçons déjà citées sur la syphilis du testicule, lorsqu'il prétendait que l'absence constante d'hydrocèle symptomatique dans le

(1) Pitha et Billroth, t. III, p. 299.
(2) Reclus. Loco citato.

tubercule du testicule était dans les cas douteux un signe suffisant pour le distinguer de la tumeur gommeuse.

Nous adopterons presque entièrement les conclusions auxquelles est arrivé M. Reclus, et ses descriptions sont presque irréprochables.

Cependant dans son chapitre d'anatomie pathologique, parlant du liquide de la vaginale, il dit : « Ce liquide d'ailleurs diffère de celui de l'hydrocèle, il est plus dense, jaune verdâtre, et une goutte d'acide azotique, le fait prendre en masse. Il s'y rencontre aussi des corps fibreux flottants ou pédiculés. »

M. Reclus est peut être trop affirmatif. Dans bon nombre d'observations en effet, le liquide signalé est décrit comme ayant tous les caractères du liquide de l'hydrocèle essentielle, et dans notre observation n° X nous avons rencontré un liquide clair citrin, transparent dont la couleur ni la densité n'avaient rien de spécial. Le caractère de coagulation rapide en masse existait bien dans ce cas, comme M. Reclus l'a indiqué. Dans son étude sur la composition chimique du liquide de l'hydrocèle, M. Méhu a eu l'occasion d'analyser une fois le liquide d'un épanchement dans un cas de tuberculose, et il n'a trouvé aucune différence chimique appréciable entre celui-ci et ceux des hydrocèles simples.

Enfin quelquefois le liquide est plus ou moins purulent : nous en trouvons un cas, signalé par M. Broca (1). La vaginale était remplie de pus verdâtre ; du reste, elle contenait de nombreuses fausses membranes sur lesquelles on voyait des granulations tuberculeuses. Peut-être est-ce là une cause de purulence.

Quant aux lésions de la séreuse, nous ne pouvons que

(1) Broca. Bull. Soc. anat. 1853, p. 343.

copier l'excellente description qu'en fait M. Reclus. « La
séreuse est toujours altérée : c'est une règle qui ne souffre
guère d'exception, et les lésions sont celles que produit la
vaginalite. Parfois les deux feuillets sont soudés dans
dans toute leur étendue ; il ne reste plus trace de l'ancienne
cavité, et ce n'est que par une véritable sculpture qu'on
dégage la glande de ses tuniques unies et confondues. Parfois au contraire, une hydrocèle abondante sépare les deux
feuillets et s'oppose à leur symphyse. Ces deux formes
extrêmes sont assez rares, surtout la seconde : ce que l'on
observe le plus souvent, ce sont des cas mixtes où la séreuse est adhérente, en certains points, et en d'autres sou-
levée par le liquide ; des néo-membranes cloisonnent des
cavités secondaires traversées quelquefois par des cordons
fibreux semblables aux tendons des muscles papillaires du
cœur. Cinq ou six fois, au moins nous avons vu à l'autopsie
de petites collections séreuses ainsi enkystées par de fortes
couches de tissu fibreux » ; et plus loin : « Souvent aussi la
surface de la séreuse est recouverte d'incrustations de matière colorante, restes de quelque ancienne hémorrhagie ;
sur les néo-membranes et sur la vaginale épaissie se dessi-
nent des vaisseaux en très grand nombre. On aperçoit dans
quelques cas un véritable semis de granulations grises. On
peut trouver encore sur l'épididyme et le testicule une
sorte de bourgeonnement qui pourrait bien n'être au de-
meurant, que le début d'un fongus bénin. »

Nous n'avons rien à ajouter à ce tableau, si ce n'est que
parfois les adhérences totales sont consécutives à des injections iodées dans la vaginale, après évacuation d'une hydrocèle symptomatique. Cela se voit dans le cas de Bailly (1),

(1) Bailly. Obs. tubercules du testicule. Bulletin Société anat., 1860,
p. 214.

et celui de Nicaise, 1873 (2), et cela augmente encore peut-être la fréquence de l'épanchement séreux. Enfin, les hydrocèles enkystées semblent siéger dans un certain nombre de cas à la partie antéro-supérieure de la tumeur, tandis qu'il y a adhérence à la partie postérieure : cela tient peut-être à ce que l'épididyme situé en arrière est ordinairement le siège de lésions plus avancées que la glande elle-même.

Si nous essayons de suivre dans la clinique les faits que nous venons d'étudier anatomiquement, nous sommes obligé d'adopter la division de M. Reclus, et d'examiner séparément l'orchite tuberculeuse et le tubercule du testicule.

A. *Orchite tuberculeuse.* — « Dès que l'orchite tuberculeuse paraît, il se fait un léger épanchement de la tunique vaginale et l'on doit refouler une couche de liquide d'une faible épaisseur pour arriver jusqu'à la glande. Pour peu que l'hydrocèle soit abondante, la palpation en dehors des douleurs qu'elle provoque, est rendue fort difficile. Ces symptômes durent peu et vers le quatrième jour l'épanchement commence à diminuer, ou du moins ne s'entoure pas de symptômes aussi aigus.

Cette hydrocèle est très fréquente ; nous la croyons de règle dans le premier mois, plus tard elle peut disparaître ; alors des adhérences se forment entre les deux feuillets de la séreuse, ne laissant persister tout au plus que quelques espaces étroits où s'enkyste un peu de liquide. Même au début, cet épanchement ne dépasse guère 30 ou 40 gr. »

A l'appui de ces paroles, M. Reclus rapporte 10 observa-

(2) Nicaise. Obs. de tubercule du testicule et de l'épididyme, avec hydrocèle. Gazette médicale, 9 août 1873.

tions d'orchite tuberculeuse : dans une, le symptôme n'est pas examiné ; quatre fois il n'y avait pas d'épanchement ; dans les cinq dernières il y avait une hydrocèle, une seule fois très abondante.

Nous avons pu recueillir un grand nombre d'observations ; mais en ne considérant que celles qui sont postérieures à la thèse de Reclus, sur trois observations personnelles, deux fois nous avons vu un épanchement, du reste fort peu abondant (voy. obs. n° VII VIII). Dans la troisième (obs. n° IX), le malade a eu, à un an de distance deux orchites tuberculeuses, la première à gauche, la seconde à droite ; dans aucune des deux il n'y avait d'épanchement appréciable.

De plus, dans une de nos observations, une ponction a donné issue à du liquide clair citrin, liquide d'hydrocèle simple. Il semblerait donc d'après ces quelques détails, si nous reprenons surtout le tableau de Reclus, que la proportion d'épanchement serait encore plus fréquente qu'il ne le dit. Il s'agit du reste ici d'une orchite à marche presque aiguë, il n'est donc pas étonnant qu'il y ait constamment de la vaginalite ; seulement, fort probablement dans nombre de cas, elle est en très petite quantité et peut passer inaperçue.

B. *Testicule tuberculeux.* — Dans cette seconde forme clinique, qu'elle ait été précédée d'orchite ou qu'elle soit primitive, les téguments sont souvent distendus par une hydrocèle, dit M. Reclus. Et il ajoute : « elle est assez fréquente. Bien que Fournier la nie et que Fossard ne l'ait jamais rencontrée, elle existe environ 23 fois sur 60 observations. » Dans les observations personnelles de M. Reclus elle existait dans les deux tiers des cas ; elle n'est donc pas la règle comme dans l'orchite tuberculeuse ; de plus il faut tenir compte de l'époque de l'examen, car tel épanchement même volumineux, peut disparaître sous l'influence d'une poussée inflammatoire qui déterminera l'adhérence du moins partielle de la vaginale. Dans ces cas les hydrocèles enkystées sont petites.

Ces dernières dispositions se trouvent vérifiées dans le cas de Féré (1), où il y avait adhérence presque totale, sauf une petite loge en haut et à droite, du volume d'une noisette, et remplie par un liquide citrin. Dans l'observation de Carrié (2), au contraire, il y avait un épanchement abondant ; enfin, dans une des observations relatées par le professeur Gosselin, dans ses cliniques (3), l'hydrocèle était assez considérable pour donner lieu à une transparence très facilement appréciable.

Dans une de nos observations (n° VIII) où le testicule tuberculeux avait été précédé d'une orchite tuberculeuse avec épanchement, non seulement il n'y avait pas de liquide mais il n'y avait pas d'adhérences mêmes minimes, chose assez exceptionnelle. En effet, sauf les cas d'hydrocèles très notables, les adhérences partielles avec ou sans épanchement enkysté, constituent un bon signe du testicule tuberculeux.

ENCHONDROME DU TESTICULE.

L'enchondrome du testicule est rarement pur, souvent il s'associe à d'autres tissus pathologiques, et on trouve des îlots cartilagineux dans la plupart des tumeurs mixtes. Est-ce à cette disposition ou à sa nature même, qu'il doit d'être considéré comme une tumeur souvent maligne,

(1) Feré. Tuberculose génitale. Bull. Soc. anat., 1877, p. 501.

(2) Carrié. Tubercules du testicule et de la prostate. Bul. Soc. anat., 1878, p. 322.

(3) **Gosselin**. Cliniques de la Charité, 3ᵉ édit., 1879.

nous l'ignorons, et nous n'avons pas à le rechercher ici. Mais comme dans certains cas il paraît avoir une terminaison favorable, nous avons cru pouvoir le décrire à part, et le distraire même des tumeurs ordinairement malignes que nous avons groupées sous le nom de cancer.

Ces réserves faites sur la nature de la tumeur, nous pouvons peut-être conclure des différences de marche et de terminaison, aux degrés divers des lésions de la tunique vaginale. En effet, l'hydrocèle n'existe pas constamment dans l'enchondrome. Nous voyons dans la thèse d'Adam, 1874, que les observations qu'il a recherchées lui ont donné des résultats variables : tantôt la tunique séreuse est saine; d'autres fois au contraire les deux feuillets sont épaissis, doublés de néo-membranes et adhérents dans toute leur étendue. C'est ce que nous voyons dans une observation du professeur Verneuil, rapportée par Adam (1), et dans l'observation de Zambianchi (2), 1874. D'autres fois il n'y a pas adhérence totale mais partielle, avec hydrocèles petites, enkystées. Ainsi, dans l'observation d'Adam, en enlevant la tumeur, l'opérateur enlève la tunique vaginale qui lui adhère sur presque tous les points. Dans les endroits où les adhérences n'existent pas, la tunique vaginale était distendue par un liquide citrin. Dans une autre observation, celle de M. Poinsot (3), que nous rapportons plus loin, il y eut une hydrocèle transparente assez abondante, à marche très spéciale, et qui fut le premier symptôme de la maladie. Enfin, le liquide dont la quantité est si variable, peut aussi avoir plusieurs aspects ; citrin dans quel-

---

(1) Adam. Enchondrome du test. Thèse de Paris, 1874.
(2) Zambianchi. Enchondr. du test. Bull. Soc. anat., p 592, 1874.
(3) Poinsot. Contribution à l'histoire clinique des tum. du test. Progrès médical, 1878 ; voy, obs. n° XI.

ques cas, il peut être aussi quelquefois sanglant. Dans le cas du Dr Cruveilhier, 1873 (1), la ponction de la tunique vaginale donna simplement issue à une cuillerée de sang

De ces quelques faits, en ne considérant pas ici les enchondromes kystiques qui seront examinés avec la maladie kystique, nous voyons qu'il n'y a rien de bien fixe, ni dans les altérations de la vaginale, ni dans l'épanchement. Nature et quantité du liquide sont variables suivant les cas. Le symptôme épanchement est très inconstant; il nous est donc à peu près impossibe d'en tirer une conclusion pratique pour servir à l'histoire de l'enchondrome.

CANCER DU TESTICULE.

Sous le nom de cancer du testicule, on désigne cliniquement à peu près toutes les tumeurs malignes. Quelquefois en effet nous voyons certains diagnostics de forme anatomique vérifiés par l'histologie, surtout pour le sarcome vrai, mais l'analyse des observations nous montre que c'est surtout le mot cancer qui prédomine et qui sert à caractériser tout ce groupe. Avant les examens histologiques complets, alors que l'anatomie pathologique était surtout la description des lésions macroscopiques, le cancer se divisait pour le testicule, comme pour les autres organes, en cancer encéphaloïde, colloïde ou squirrheux. Aujourd'hui nous ne pouvons plus accepter ces dénominations : nous sommes donc obligé de négliger toutes les observations dont l'examen anatomique ne comprend pas un diagnostic histologique précis. Et ce n'est qu'en essayant de n'em-

(1) Cruveilhier. Enchondr. du test. Bull. de Soc. anat., p. 309, 1873.

ployer que des documents indiscutables que, nous pouvons espérer éclairer un peu l'histoire clinique de ces diverses productions encore si ignorée.

Nous ne resterons donc pas fidèle au titre même de cancer qui ouvre ce paragraphe: pour nous, ce mot désigne un groupe de tumeurs, de nature maligne, à marche ordinairement rapide, la plupart susceptibles de généralisation, et comprenant un certain nombre d'espèces anatomiques. Nous aurons donc à examiner separément le carcinome, le sarcome, le lymphadénome, le myxome, et le myxo-sarcome. Mais à côté du sarcome, nous devons faire une place à part à cette forme tout à fait mixte, décrite autrefois sous le nom de maladie kystique, dont le stroma est excessivement variable, d'où les noms de fibrome kystique, fibromyome kystique, d'hétéradénome kystique, de kysto-sarcome, etc., et qui cependant présente un élément épithélial caractéristique, ce qui lui a valu le nom justement mérité d'épithélioma mucoïde, dû à M. Malassez.

Enfin nous devrions aussi ranger dans ce groupe l'épithélioma vrai, mais nous n'en possédons qu'une seule observation, celle de M. Tizzoni (1), que nous rapporterons seulement, car un seul fait ne suffit pas pour écrire son histoire.

Mais avant de procéder à cette dissociation, si nous jetons un coup d'œil sur les nombreuses observations présentées sous le nom de cancer, nous voyons les plus grandes différences au point de vue du symptôme que nous étudions. Sur 20 observations présentées à la Société anatomique, de 1843 à 1863, nous en trouvons sept où l'état de la vaginale n'est pas recherché, trois seulement où l'absence de l'hy-

---

(1) Tizzoni. Contribution à l'étude des tumeurs du testicule, Rivista clinica de Bologne, fasc., 2 février 1876.

drocèle est indiquée. Dans le reste, c'est-à-dire, dans la moitié des cas, il y avait un épanchement d'abondance très variable suivant les cas, et de nature diverse, ordinairement séreux, et peut-être plus ou moins sanguinolent.

La tunique vaginale est quelquefois saine, quelquefois épaissie et vascularisée, d'autres fois révêtue de fausses membranes à tous les degrés d'organisation et pouvant soit limiter des épanchements en kystes, soit au contraire amener une symphyse des deux feuillets. Nous avons déjà indiqué dans le chapitre Anatomie pathologique la possibilité d'éléments cancéreux sur cette séreuse ou même sur les fausses membranes : nous n'y reviendrons pas.

Eh bien ! il nous est impossible de ne pas voir que ce tableau contient fort probablement de nombreuses variétés anatomiques, et nous sommes obligé, pour donner plus d'autorité à nos résultats, de négliger dans ces observations toutes celles qui ne nous présenteront pas un examen histologique suffisant.

C'est encore à cette période qu'appartient le livre de Curling (1) et cet auteur, qui ne distingue encore ni sarcome, ni lymphadénome, etc., dit à propos du cancer : « A mesure que l'affection fait des progrès, la tunique vaginale est distendue par de la sérosité qui n'est jamais cependant très abondante. L'épanchement de ce liquide résulte de l'inflammation qu'a excité la présence de la matière encéphaloïde ; cette inflammation peut en outre amener des adhérences et une oblitération partielle ou complète de la vaginale. »

Quelques années plus tard, M. Desprès (2) dans sa thèse (1861) étudiant dans le cancer les formes encéphaloïde,

(1) Curling. Loco citato.
(2) Desprès. Tumeurs du testicule. Thèse de doctorat, 1861.

colloïde squirrheux mélanique, fibro-plastique, même l'enchondrome et certaines tumeurs à kystes, en arrive à cette
conclusion : il y a une hydrocèle et une vaginalite symptomatiques dans la grande majorité des cas.

Carcinome du testicule.

Quelques années après la thèse que nous venons de citer,
la division tend à s'établir, et nous pouvons considérer
comme du carcinome la plupart des observations désignées
sous le nom de cancer à partir de 1867. Mais encore faut-il
faire distinction entre deux formes spéciales de carcinomes : le carcinome encéphaloïde et le carcinome squirrheux.

A. *Squirrhe*. — Les observations de squirrhe du testicule
sont relativement rares, et M. Nepveu (1) n'a pu en recueillir que neuf cas dans un mémoire récent sur ce sujet : aussi
est-ce à lui que nous devons emprunter tout ce que nous
aurons à dire sur cette forme.

L'hydrocèle symptomatique n'est constatée que dans deux
observations, une d'Astley Cooper (1830), une de Dolbeau (2),
Soc. anat., 1853, et encore dans cette dernière s'agissait-
il d'une hydrocèle enkystée située à la partie postérieure
et supérieure de la tumeur, des brides cellulaires unissant
les deux feuillets de la vaginale dans toute leur étendue.
Dans la plupart des autres cas, il y avait des adhérences
à peu près totales des deux parois de la séreuse, par conséquent plus d'hydrocèle.

(1) Nepveu. Squirrhe du testicule. Arch. gén. de méd., février et
mars 1879.
(2) Dolbeau. Squirrhe du testicule. Bull. de la Soc. anat., 1853.

Dans l'observation V (celle de Dolbeau) et une personnelle de Nepveu, la séreuse vaginale était en outre infiltrée
par le cancer. Enfin dans l'observation de Dolbeau dont la
partie histologique est due au professeur Robin, non seulement la séreuse, mais encore les fausses membranes qui
la tapissent sont infiltrées par des éléments cancéreux.

Ainsi dans le squirrhe rareté de l'hydrocèle. Quand elle
existe, elle est formée par un liquide citrin, peu abondant,
ordinairement enkysté ; fréquence d'adhérences plus ou
moins complètes, et infiltration cancéreuse assez fréquente
(2/9) de la séreuse et des fausses membranes.

B. *Carcinome encéphaloïde.* — Dans la forme encéphaloïde, l'existence de l'hydrocèle symptomatique paraît
beaucoup plus fréquente, et ce caractère semble déjà connu
en 1868. A la Société anatomique dans une discussion suscitée par une présentation de Thaon (1), M. Tillaux qui a
opéré le malade avait d'abord hésité dans son diagnostic,
à cause de l'abondance d'une hydrocèle opérée quelque
temps avant et suivie d'injection iodée, car, dit-il : « Le
liquide séreux jaune était très abondant, contrairement à
ce qui se passe dans les hydrocèles symptomatiques, où il
y a ordinairement peu de liquide. » Cette opinion est combattue par M. Desprès, qui soutient que les tumeurs du
testicule peuvent s'accompagner d'un épanchement abondant. Il cite, entre autres, un cas de cancer du testicule
avec une hydrocèle très considérable et il ajoute. « Ordinairement les adhérences ne sont constatées par le chirurgien
que parce que le malade vient tardivement à lui, et les
adhérences précoces ne se rencontrent que dans le cas
d'altération primitive de la queue de l'épididyme. » Comme

(1) Thaon. Cancer encéphaloïde du testicule. Bul. Soc. anat., p. 150,
voy. obs. n° XIV.

M. Tillaux insistait sur l'importance diagnostique des adhérences, M. Leteinturier vient appuyer l'opinion de M. Desprès par le récit d'une observation de carcinome du testicule sans adhérence, et avec un notable épanchement.

Ces diverses opinions trop absolues peut-être ne peuvent être tranchées qu'en apportant de nouveaux faits. Or, depuis 1868 nous avons pu rencontrer que neuf observations nouvelles. Sur ces neuf observations, dans une seule, celle du professeur Depaul (1) etencore est-ce un rare exemple de tumeur cancéreuse chez un enfant de dix mois, la tunique vaginale était saine et vide.

Exceptons encore l'observation de Moutard-Martin (2) où les deux feuillets de la séreuse sont accolés dans presque toute leur étendue et dans laquelle la ponction avait évacué non point la cavité vaginale, mais un kyste contenu dans la tumeur. Dans tous les autres cas, il y avait épanchement, mais très variable de nature et de quantité. Trois fois existe une hydrocèle enkystée, ordinairemet très peu considérable.

Dans les autres cas, l'épanchement est ordinairement peu abondant, sauf dans l'observation d'Herpin (3), où il y avait au contraire une hydrocèle très volumineuse. Quant au liquide, c'est souvent le liquide citrin jaune, transparent, le liquide ordinaire de l'hydrocèle ; souvent aussi il peut être légèrement rougeâtre, teinté de sang (deux fois sur 7 observations). Dans une de ces deux observations, celle de Picard (4), la première ponction donna issue à du sang

(1) Depaul. Cancer du testicule. Société de chirurgie, 10 mai 1876.
(2) Moutard-Martin. Carcinome du testicule. Bull. Société anat., 1876.
(3) Herpin. Carcinome du testicule. Bul. Soc. anat., 1876.
(4) Picard. Sarcocèle et phthisie cancéreuse. Paris, Delahaye, 1875.

pur et on trouva après castration la vaginale peu altérée remplie de caillots.

La tunique vaginale est fréquemment altérée ; quelquefois simplement vascularisée, elle est souvent dure, fibroïde, épaissie, elle peut même présenter quelques infiltrations sanguines. Dans d'autres cas assez fréquents, il y a production notable de fausses membranes, disposition que pouvaient nous faire prévoir les faits relativement nombreux d'hydrocèles enkytées.

Dans l'observation de Letulle (1), il y a une disposition tout à fait spéciale. — La cavité vaginale est divisée en deux loges secondaires par une bande fibreuse de deux centimètres, et dans une des deux loges, le liquide est devenu sanguinolent, après une ponction. Enfin, dans la cavité vaginale, on peut trouver, comme dans l'observation de Picard, un bourgeonnement cancéreux envahissant la cavité vaginale.

Au point de vue symptomatique, ces altérations se révèlent ordinairement par les caractères suivants : s'il y a épanchement, il est rarement assez abondant pour donner lieu à de la transparence : on trouve facilement la fluctuation, et la fluctuation limitée indique une hydrocèle enkystée. Dans quelques cas, le liquide peut être primitivement sanguinolent, et il devient souvent tel après la première ponction, même quand celle-ci donne issue à un liquide citrin et transparent. Enfin, pour en finir avec cette hydrocèle, signalons encore la multiplicité et la rapidité des récidives, quand les ponctions n'aboutissent pas à une vaginalite adhésive totale.

(1) Letulle. Carcinome du testicule. Bull. Soc. anat., 1876, p. 203.

Sarcome du testicule.

Le sarcome du testicule est une maladie dont la connaissance ne remonte pas très loin. La première observation
positive et publiée sous ce nom est celle de Sevestre (1),
1868. On trouve bien, à la vérité, quelques tumeurs déclarées par les histologiques, tumeurs fibro-plastiques, et
que nous serions en droit de regarder comme du sarcome,
mais elles sont peu nombreuses. Il est bien entendu, du
reste, que nous ne nous occupons ici que du sarcome pur,
du sarcome sans formations kystiques, tumeur relativement rare. Le sarcome kystique, au contraire, est fréquent
et nous le décrirons sous le nom de maladie kystique.

Souvent, disent Cornil et Ranvier (2), la tunique vaginale contient un peu de liquide. Nous n'avons pu recueillir
qu'une dizaine d'observations de sarcome vrai ; nous en
donnons ici l'analyse. Dans deux de ces observations, celle
de Léger (3) et celle de Labarraque (4), on ne trouve aucun
renseignement sur l'état de la tunique vaginale. Dans
un autre cas, celui de Poyet (5), la tumeur, quoique très
volumineuse, n'avait pas occasionné de lésions de la séreuse. Cette membrane est bien, à la vérité, épaissie,
mais sa cavité est libre et sans adhérences ; il n'y a donc
pas de réaction bien nette.

Dans tous les autres cas, au contraire, la séreuse est très
notablement altérée ; nous verrons, de plus, que ses lésions

(1) Sevestre. Sarcome du testicule. Bul. Soc. anat., 1868, p. 444.

(2) Cornil et Ranvier. Manuel d'histologie pathologique.

(3) Léger. Sarcome généralisé aux poumons. Bul. Soc. anat., 1874,
p. 702.

(4) Labarraque. Sarcome du testicule. Bul. Soc. anat., 1876, p. 285.

(5) Poyet. Sarcome encéphaloïde de testicule. Bul. Soc. anat., 1873;
octobre.

Boursier.   5

les plus considérables correspondent aux tumeurs volumineuses et à développement rapide. L'observation de Launay (1) est une exception à cette règle, car on trouve, en
même temps qu'une tumeur très développée, une hydrocèle très abondante, et dont le liquide est rapidement modifié par les ponctions. Ordinairement, en effet, quand le
sarcome est volumineux et qu'il marche rapidement, il
provoque une vaginalite avec néo-membranes, qui ne tarde
pas à établir une adhérence totale des deux feuillets de la
séreuse ; c'est ce que nous trouvons dans le cas de Cauchois (2), dans celui de Leclère. L'observation de Cauchois est, du reste, intéressante à cause de la rapidité
du développement de la tumeur. Elle a évolué en six semaines ; de plus, c'est un sarcome mou névroglique, d'a-
près M. le professeur Ranvier. Elle ressemble beaucoup
aux tumeurs myxomateuses, comme marche et comme nature anatomique. Tout au plus est-ce une forme mixte.
L'observation de Leclère, présentée à la Société anatomique, le 26 décembre 1879, est encore plus nette. Il s'agit
d'un sarcome du volume des deux poings, occupant le testicule et l'épididyme gauche. Ces deux parties semblent
encore distinctes, bien que toutes les deux altérées et dé-
truites. Dans cette tumeur, qui offrait un rare exemple
d'ulcération du sarcome testiculaire, et que nous avons pu
examiner à loisir, grâce à l'obligeance de notre collègue
Leclère, la vaginale est conservée, épaissie et fibreuse. Ses
feuillets sont adhérents dans toute leur étendue, et cette
adhérence forme une coque fibreuse, blanche nacrée, épaisse

(1) Launay. Hydro-sarcocèle volumineux. Bul. Soc. anat., 1861,
p. 365. Voy, page 24.
(2) Cauchois. Sarcome névroptique du testicule. Bul. Soc. anat., mai
1872.

de près d'un demi-centimètre, et enveloppant toute la tumeur, qui s'était développée en dix-huit mois.

Ces adhérences totales semblent être la règle dans les tumeurs très volumineuses, et, par conséquent, anciennes. Ordinairement, en effet, dans les tumeurs plus jeunes, moins grosses, on trouve de l'hydrocèle quelquefois en quantité notable, ainsi que nous le voyons, dans notre observation n°XVIII. Le liquide était assez abondant pour donner lieu non seulement à de la fluctuation, mais aussi à de la transparence, que l'on constatait facilement en soulevant la tumeur et en faisant saillir sa partie inférieure. Cependant, il n'y avait pas assez d'épanchement pour masquer les lésions glandulaires, et le doigt, déprimant facilement la couche liquide, pouvait constater l'existence de la lésion testiculaire. De plus, la vaginale était très vascularisée, épaissie, fibroïde, et formait une coque assez résistante pour que M. Berger se soit cru autorisé à l'exciser en entier.

Entre les adhérences totales et l'hydrocèle symptomatique, apanage des tumeurs récentes et petites, on peut rencontrer des états intermédiaires. C'est ainsi que l'observation de Sevestre (1) nous montre une vaginale avec néomembranes épaisses, limitant des cavités secondaires, et nous donne un exemple typique d'hydrocèles enkystées.

Ainsi, nous pouvons en ces termes résumer ce qui concerne cette tumeur : le sarcome est une tumeur à marche ordinairement assez rapide, réagissant vite sur la vaginale, provoquant, dans les premières périodes, une hydrocèle symptomatique rarement très abondante, et aboutissant le plus souvent à une vaginalité exsudative,

(1) Sevestre. Loco citato.

causant une adhérence totale des deux feuillets de la séreuse.

Maladie kystique.

Comme nous l'avons indiqué déjà quelques pages plus
haut, nous avons rassemblé sous le nom de maladie kystique toutes les tumeurs à néoformation kystique, quel que
soit leur stroma, et qui ont été désignées sous les noms de
fibrome kystique, adénome ou hétéradénome kystique, sarcome kystique, etc. Ce terme de maladie kystique, si peu
précis, répond à tout ce que les Anglais dénomment *cystic
disease* et sert simplement à désigner ces tumeurs à cavités
multiples, tapissées d'épithélium, de nouvelle formation,
de formes diverses, analogues aux formations kystiques
de l'ovaire, et qui sont aussi pour M. Malassez de l'épithélioma mucoïde (1). Les divers noms que nous avons rap-
portés précédemment désignent les manières d'être diverses du stroma. La désignation que nous adoptons après
M. Malassez désigne surtout la néoformation épithéliale,
fait caractéristique pour nous. Nous sommes obligé de
tracer ces divisions nettes peut-être un peu trop tranchées,
car l'étude des tumeurs mixtes du testicule est trop peu
avancée encore pour qu'une histoire du genre de celle que
nous traçons ici puisse en tenir autant de compte qu'il serait peut-être juste de le faire. Ce groupe semble en effet
surtout formé de tumeurs mixtes, et nous cherchons à les
réunir en adoptant comme base de classification le seul
élément fixe qu'elles présentent l'épithélium. Certaines de ces
tumeurs paraissent bénignes, d'autres au contraire ont un
caractère malin très prononcé, et tout en montrant bien que

(1) Malassez. Archiv. de physiologie, 1875.

nous n'ignorons pas ces différences de marche, nous sommes obligé de les réunir toutes dans un même groupe.

Les observations de maladie kystique sont nombreuses : depuis le cas que Lebert (1) a présenté à la Société anatomique en 1851 jusqu'à nos jours, nous avons pu en réunir près de vingt, et dans tout cet espace de temps deux mémoires ont été publiés sur ce sujet, sans compter celui de M. Trélat, 1854 ; le rapport de Conche (2) en 1865 et la thèse de Porriquet (3), 1875, inspirée des travaux histologiques de Malassez.

Pour M. Conche, la séreuse vaginale est assez souvent distendue par un léger épanchement de sérosité, et la tunique vaginale est ordinairement normale.

Porriquet est plus explicite : la cavité vaginale contient souvent un épanchement de sérosité, qui du reste n'est jamais considérable. Les altérations sont plus complètes pour lui que pour Conche : la tunique vaginale est, dit-il, généralement épaissie, quelquefois subdivisée en plusieurs loges par des brides fibreuses : on a fréquemment noté dans ces néomembranes quelques points hémorrhagiques. Ils résultent probablement, pour cet auteur, des ponctions antérieures.

Si nous essayons de contrôler ces affirmations à l'aide de nos observations, nous voyons que dans sept d'entre elles il n'est pas question de la tunique vaginale. Dans sept autres, l'hydrocèle symptomatique est relatée, mais avec des variations très considérables. Dans l'observation

(1) Lebert. Tumeur fibro-colloïde avec productions kysteuses développée dans un testicule. Bull. Soc. anat., 1851, p. 374.

(2) Conche. Maladie kystique du testicule. Bull. Soc. anat., 1865, p. 605.

(3) Porriquet. Maladie kystique du testicule. Thèse Paris, 1875.

présentée à la Société de chirurgie par M. Desprès (1) sous
le nom d'adénome kystique, et que nous considérons avec
M. Terrier comme un cas indiscutable de maladie kystique, la tunique vaginale contenait 400 gr. de sérosité,
chiffre énorme, surtout pour une tumeur pesant 3 kilogr.
Ce cas doit être considéré comme une exception. Ordinairement l'épanchement vaginal est très peu considérable.
Il est à peine marqué dans l'observation de Panas (2), 1857,
où trois ponctions successives ne font sortir que quelques
gouttes d'eau roussâtre : il est de très petite quantité dans
les observations de Letulle et de Trélat. Dans cette dernière, observation souvent citée et qui est l'origine de l'important mémoire du professeur Trélat (3) sur la question
(1854), trois ponctions donnent issue à du liquide clair, il
vient du sang par la quatrième. Dans l'observation rapportée par M. Desprès dans sa thèse, le premier liquide
était sanguinolent. Quelquefois enfin l'épanchement peut
être enkysté et non plus libre : c'est ce que nous trouvons
dans l'observation de Manceau, 1856 (4), où il y avait des
adhérences très multipliées circonscrivant une cavité petite pleine de sang, et située à la partie antérieure et supérieure de la tumeur.

Enfin, disposition qui n'avait été signalée ni par M. Conche ni par M. Porriquet, il peut y avoir des adhérences
totales avec disparition absolue de la cavité vaginale. C'est
ce que nous trouvons dans l'observation de Louvet (5), où

(1) Desprès. Bull. Soc. de chir.,1875, p. 755.

(2) Panas. Bulletin de la Société anat., 1857, p. 387. Obs. de tumeur
kystique du testicule.

(3) Trélat. Kyste du testicule. Arch. gén. de méd., 5° série, t. III,
p. 18. 1854.

(4) Manceau. Bull. Soc. anat., 1856, p. 73.

(5) Louvet. Tumeur encéphaloïde des bourses. Bull. Soc. anat., 1865,
p. 515.

un sarcome kystique évoluant en cinq mois se trouve chez
un enfant de 16 mois. Le feuillet pariétal de la vaginale
est recouvert à sa face interne d'une fausse membrane fi-
brineuse avec ecchymoses et légères suffusions sanguines,
et la cavité est oblitérée par des adhérences totales, mais
faibles.

Enfin, dans une observation de Nepveu (1), il n'y a pas
d'hydrocèle, et la tunique vaginale paraît saine.

Au point de vue séméiologique, l'épanchement vaginal
est très bien étudié par Porriquet : d'après lui, il est ordinairement en trop petite quantité pour modifier la forme
même de la tumeur. Il peut quelquefois être révélé par de
la transparence, mais comme ce symptôme peut exister
lorsque de volumineux kystes sont saillants et très super-
ficiels, ce n'est pas toujours un excellent signe, surtout
quand on a affaire à une hydrocèle enkystée.

Enfin l'existence signalée d'un hydro-hématocèle montre
qu'il ne faut pas toujours attribuer une très grande valeur
à la fluctuation. C'est un signe important, mais dont l'absence ne coïncide pas toujours avec l'absence de liquide.

La fluctuation révèle souvent l'hydrocèle symptomatique, mais souvent il n'y a pas véritable fluctuation, il y a
plutôt dépressibilité du liquide : le doigt appuyé sur la tumeur refoule facilement une lame liquide ordinairement
peu épaisse, contenue dans la vaginale, et au-dessous d'elle
on a la sensation d'un néoplasme dur et rénitent.

Lymphadénome.

Nous serons forcément très bref sur le lymphadénome,
car nous n'avons aucun fait nouveau à joindre au six ob-

(1) Nepveu. Mémoire sur certaines tumeurs du testicule. Paris, Delahaye, 1875, 2º édition.

servations déjà connues, et qui ont servi de base à l'excellent mémoire de MM. Terrillon et Monod (1). Ces deux chirurgiens ont pu établir, pour ainsi dire, l'histoire clinique de cette affection de connaissance récente, et ils ont étudié avec soin la séreuse vaginale.

Dans la description anatomique, ils disent que la séreuse vaginale contient un peu de liquide et que jamais elle n'a été trouvée adhérente au tissu pathologique, lequel est toujours contenu dans la tunique albuginée.

Dans trois des observations, celles de MM. Trélat (2), Guyon (3) et Desprès (3), on note une petite quantité de liquide; dans celles de Péan et de Duplay (3), ce symptôme n'est pas examiné. Dans un seul cas, celui de Nicaire, l'absence de tout épanchement est indiquée.

Le liquide est celui de l'hydrocèle, jaune citrin, et même dans le cas de M. Trélat, le liquide était assez abondant pour qu'il y ait de la transparence à la partie inférieure de la tumeur.

Dans les observations de MM. Trélat et Guyon, on a pu suivre le malade assez longtemps pour voir au moment de la généralisation le second testicule envahi. Dans les deux cas de récidive il y avait une hydrocèle, petite il est vrai, mais dans le cas de M. Guyon formant autour de la tumeur un épanchement d'un centimètre d'épaisseur environ. Enfin la tunique vaginale était notablement épaissie dans le cas de M. Desprès.

Ainsi, épanchement ordinaire, de petite quantité, constitue par un liquide citrin, se révélant par de la fluc-

---

(1) Terrillon et Monod. Lymphadénome du testicule. Arch. de méd., 1879, juillet et septembre.

(2) Trélat. Lymphadénome du testicule. Bul. Soc. anat., 1876, p. 149.

(3) Guyon Desprès, Duplay. Observations citées dans le mémoire de MM. Terrillon et Monod.

tuation, rarement assez abondant pour donner de la transparence. Enfin avant de quitter le lymphadénome, sans
entrer dans l'étude de cette affection, signalons la troisième
conclusion du mémoire de MM. Terrillon et Monod. « La
tumeur semble frapper de préférence la glande elle-même
et épargner l'épididyme. » Ce point peut avoir comme nous
le verrons une certaine importance pathogénique.

Myxome.

De même pour le myxome, l'absence de documents ou
du moins leur rareté nous forcera d'être très court. Sans
vouloir ici noter une des observation de Nepveu, de myxo-
sarcome lymphoïde avec épanchement très considérable et
qui mit trois ans à se développer nous n'avons que deux
faits de myxome. Un d'eux, celui de M. Breuss, publié en
1875, dans le *Wien. Medic. Wochenschrift* (1) et analysé dans la Revue des sciences médicales, parle d'une tumeur développée en six semaines, ayant poussé un bourgeonnement ramifié dans les veines testiculaires, iliaques
et caves. Pas un mot sur la vaginale.

Dans l'autre observation rapportée plus loin et due à
notre excellent collègue et ami M. Brun (2), la tumeur volumineuse parcourt toutes ses périodes dans la même
époque, et, après la castration, il ne fut même plus possible de retrouver traces de la vaginale. Il semble donc
que le myxome soit une tumeur à marche excessivement
rapide, envahissant tous les tissus, et dans laquelle, en
raison même de son évolution, il n'y ait pas possibi-

---

(1) Breuss. Cysto-myxome du testicule. Wien. Medic. Wochenschrift, 1878. Revue des sciences médicales, t. XIII, p. 469.
(2) Brun. Myxome du testicule. Bull. Soc. anat., 1878, p. 523.

lité d'altérations inflammatoires de la séreuse, si vite détruite.

Du reste, dans le livre de Pitha et Billroth, à l'article consacré au myxome du testicule, ce rapide envahissement de la tunique vaginale est parfaitement indiqué.

Enfin pour compléter cette longue revue de tumeurs, signalons l'existence de l'épithélioma vrai dont il n'existe qu'une seule observation due à M. Tızzoni (1), et la possibilité de productions osseuses du testicule, dont Neumann a publié une observation. Nous ne pouvons que résumer ces deux faits.

Dans le fait de M. Tizzoni, il s'agisait d'un testicule dont les canalicules spermatiques étaient détruits par des masses épithéliales dont les cellules remplaçaient les spermatoblastes. Ces altérations sont surtout visibles sur les tubes droits, il y a de légères lacunes contenant de l'épithélium transformé par places en détritus granuleux. L'épithélium épididymaire est dégénéré. Ce serait là un fait unique pour l'auteur.

La tumeur a eu un développement lent; il y avait une hydrocèle vaginale.

Dans le fait d'ostéome publié par Neumann (2), tumeur du volume d'un œuf d'oie chez un homme de 44 ans, ayant débuté à l'âge de 7 ans. Développement lent insensible. Tumeur cylindrique lisse mobile : on sentait facilement de la fluctuation et il y avait de la transparence. Castration.

La tumeur était formée d'une masse osseuse, vraie, dans laquelle le microscope a démontré l'existence des éléments caractéristiques du tissu osseux.

(1) Tizzoni. Contribution à l'étude des tumeurs du testicule. **Rivista clinica di Bologna**, fasc. 2, février 1876.
(2) Neumann. Archiv. für Heilkunde, 1875, p. 92.

L'épididyme était englobé dans la tumeur. Le feuillet interne de la tunique vaginale épaissie était recouvert d'une pseudo-membrane vasculaire d'épaisseur irrégulière. Ecoulement d'une certaine quantité de liquide au moment de l'opération.

CHAPITRE IV

NATURE ET PATHOGÉNIE.

La nature inflammatoire de l'hydrocèle symptomatique des tumeurs du testicule nous paraît aujourd'hui indiscutable dans le plus grand nombre des cas.

Ce n'est pas en effet une opinion nouvelle que nous énonçons ici, et déjà à propos de l'hydrocèle dite essentielle, les auteurs qui ont démontré qu'elle était toujours symptomatique, se sont efforcés de démontrer en même temps qu'elle était due surtout à une inflammation de la membrane vaginale.

Déjà en effet Virchow (1), en 1869, disait : « Lorsqu'on embrasse d'un coup d'œil le développement de l'hydrocèle et l'ensemble des états qui surviennent alors dans les tissus, on est forcé de reconnaître que presque chaque fois qu'elle acquiert une certaine grosseur, elle résulte d'un travail irritatif local. » Dans le Traité de chirurgie de Holmes, publié en 1871, l'auteur de l'article Hydrocèle, Humphry, s'efforce de démontrer à son tour, par la constitution du liquide surtout, que l'on a affaire à une lésion inflammatoire. M. Panas et son élève Vetault, tout en insistant sur l'état symptomatique de toute hydrocèle, affirment la

(1) Virchow. Traité des tumeurs.

même nature. Marimon, dans sa thèse, essaie une assez longue démonstration de ce fait, tout en l'appuyant aussi sur les mêmes arguments. Enfin, Ramos de Fonceca a contribué lui aussi à l'affermissement de cette opinion. Or, ce qui a été fait dans ces cas devient bien plus facile encore si l'on n'examine que le point de vue restreint que nous avons choisi, c'est-à-dire l'hydrocèle causée par les tumeurs du testicule. Déjà du reste cette opinion avait été ébauchée par certains auteurs à propos de quelques tumeurs en particulier. Curling avait dit en parlant du cancer : L'épanchement résulte de l'inflammation qu'a excitée la présence de la matière encéphaloïde ; cette inflammation peut en outre amener des adhérences et une oblitération partielle ou complète de la cavité vaginale. Vetault écrit aussi : « Lorsque ces lésions (affections du testicule) s'accompagnent d'un épanchement, celui-ci est toujours peu considérable, et il se passe alors dans la séreuse, un travail inflammatoire qui donne naissance à des adhérences de la vaginale et à des cloisonnements qui divisent sa cavité en une foule de petites loges. » Enfin Reclus dit à son tour à propos du tubercule : « La séreuse est toujours altérée; c'est une règle qui ne souffre guère d'exceptions, et ses lésions sont celles que produit la vaginalite. » Un examen rapide du liquide d'une part, de la membrane de l'autre, nous permettra de contrôler toutes ces affirmations.

1° *Liquide*. — Nous avons vu dans les lignes précédentes que le liquide de l'hydrocèle simple était ordinairement un liquide inflammatoire ; or le liquide de l'hydrocèle symptomatique des tumeurs présente dans la plupart des cas, les mêmes caractères de coloration, de transparence, de densité, et il serait impossible par les caractères physiques seuls de les distinguer l'un de l'autre. De plus, toutes les

fois que dans les cas de tumeurs, le liquide de l'épanchement est altéré, à part les productions néoplasiques, il est
modifié par la présence de globules rouges et blancs en
quantité variable, et la physiologie pathologique générale
nous a appris que ces éléments lorsqu'ils sont abondants,
ne se rencontrent guère que dans les liquides inflammatoires des cavités séreuses. Nous avons vu même qu'il
existait des épanchements purulents, et alors le doute n'est
plus permis.

Enfin l'analyse chimique nous fournit un dernier argu-
ment. En effet, comme l'ont fait remarquer Virchow (1) et
après lui Bostock (2), pour l'hydrocèle essentielle il y a
entre les liquides hydropiques et l'hydrocèle, des différences qui en démontrent la nature inflammatoire. Ces différences consistent, d'après Virchow, dans la présence
dans le liquide de l'hydrocèle, de fibrine ou tout au moins
de substance fibrinogène qu'on ne retrouve pas dans les
liquides des hydropisies. En effet, le liquide de l'hydrocèle
a une richesse exceptionnelle en matières albuminoïdes.

Or, si cette étude chimique est concluante pour l'hydrocèle simple, elle peut servir aussi pour les hydrocèles
symptomatiques des tumeurs. Méhu, dans son mémoire
des Archives (3), sur la composition de l'épanchement de la
vaginale, rapporte le résultat de ses analyses. Dans un de
ces cas il s'agit de liquide accompagnant un tubercule du
testicule et il n'a remarqué aucune différence notable entre
ce liquide et celui des hydrocèles simples. Nous avons eu
la bonne fortune de pouvoir faire analyser aussi un liquide
accompagnant un tubercule du testicule, et il ne présentait

(1) Virchow, traité des tumeurs.
(2) Bostock, loco citato.
(3) Méhu, loco citato.

à remarquer, qu'une richesse exagérée de substances albuminoïdes, ce qui paraît être le propre des liquides inflammatoires. Cependant cette nature inflammatoire est surtout vraie pour les liquides renfermant de la fibrine pure,
en solution ou en flocons, et dans certains cas rares le
liquide se rapproche tellement des liquides hydropiques
que la distinction est très difficile.

Tunique vaginale. — L'état de la séreuse paraît beaucoup
plus probant encore et nous n'y insisterons pas. Sans vouloir ici rappeler l'existence des fausses membranes qui
sont le résultat indiscutable des inflammations dites adhésives, nous insisterons surtout sur les cas dans lesquels,
en présence d'un épanchement, ces néo-membranes font
défaut. Eh bien ! même dans ces cas, la séreuse présente le plus souvent un certain degré d'altération. Elle est
épaissie fibroïde, quelquefois considérablement ; d'autres
fois, elle est vasculisée, et cette hypérémie très marquée
est tout simplement le degré le moins accentué d'une
inflammation qui peut être trop faible et trop lente pour
produire d'autres lésions. Cependant, dans certains cas
exceptionnels, la membrane paraît mince, polie et pâle,
elle a l'air lavé et ces cas qui peuvent s'accompagner
d'épanchement sont difficiles à ranger parmi les vaginalites.

Ces quelques faits mettent hors de doute la nature ordinairement phlegmasique de l'hydrocèle symptomatique
des tumeurs du testicule.

Ainsi, il est facile de voir qu'en présence des tumeurs
du testicule, le séreuse vaginale peut présenter une série
de lésions rappelant absolument toute les formes d'inflammations des séreuses en général. De même qu'il existe une
pleurésie séreuse, une pleurésie avec néo-membranes,

avec ou sans épanchement enkysté, de même dans la tunique vaginale, nous pouvons rencontrer une vaginalite séreuse, une vaginalite adhésive, avec ou sans hydrocèle enkystée. Nous voyons donc que les hydrocèles et les adhérences ne sont que le résultat des degrés différents de lésions de nature identique. Pour faire une étude complète des altérations secondaires amenées dans la tunique vaginale par les tumeurs, ce ne sont point des hydrocèles symptomatiques qu'il faudrait étudier, mais bien plutôt les vaginalites secondaires.

Nous verrions qu'il y a lieu de décrire le plus souvent une vaginalite secondaire ; que, suivant les degrés, cette vaginalite est séreuse ou adhésive, et dans ce dernier cas, tantôt il y a adhérence totale, tantôt adhérence partielle avec ou sans enkystement de l'épanchement. La forme néo-membraneuse est donc seulement une inflammation plus intense ou plus prolongée que celle qui aboutit seulement à l'hydrocèle.

Quant à l'épanchement sanguinolent, il mérite peut-être une place à part, tout en appartenant à des faits de même ordre.

Dans certains cas de cancer, nous trouvons un épanchement sanguinolent primitif, mais nous savons aussi combien sont fréquents les pleurésies hémorrhagiques d'origine cancéreuse, l'épanchement sanguin dans les péritonites cancéreuses. Quant à l'épanchement sanguin secondaire, celui qui suit les ponctions ou les traumatismes, celui qui constitue la véritable hématocèle secondaire, nous savons depuis M. Gosselin qu'il est dû surtout aux lésions traumatiques des vaisseaux des néo-membranes. De plus, si nous voulions continuer la comparaison esquissée plus haut avec les autres séreuses et surtout avec la plèvre, nous n'aurions qu'à rappeler combien de fois il arrive qu'une ponction suffit à transformer en pleurésie hémorrhagique une pleurésie primitivement séreuse.

La vaginale doit donc être assimilée complètement aux autres grandes séreuses de l'économie, et les vaginalites secondaires ne présentent aucune particularité que la physiologie pathologique n'ait déjà rencontrée ailleurs.

Maintenant que nous venons d'établir à peu près la nature des lésions de la séreuse, essayons d'en fixer la pathogénie. Il est bien évident au premier abord, que la tumeur est toujours la cause des réactions de la vaginale. Pour mesurer exactement son influence, trois points devraient être examinés : le rôle que joue la nature du néoplasme, celui qu'il faut attribuer à son siège, enfin l'influence de sa marche et de son développement. Or la longue étude que nous avons faite des diverses tumeurs en particulier nous a démontré d'une part, que presque toutes ces affections provoquent des phénomènes d'inflammation vaginale, mais qu'à chaque forme anatomique peuvent répondre plusieurs degrés d'inflammation. Reste donc à examiner l'influence du siège anatomique et de la marche de ces néoplasmes.

A. *Influence du siège des tumeurs.* — Les travaux de ces dernières années semblent avoir mis en lumière ce fait, que les lésions inflammatoires de l'épididyme ont une influence incontestable sur la production des hydrocèles vaginales. L'hydrocèle essentielle est souvent la suite d'une épididymite chronique.

Or, ce qui est vrai pour des lésions relativement simples, nous semble vrai aussi pour des maladies plus complexes. Nous n'avons pas, en effet, la prétention de soutenir que, seules, les tumeurs de l'épididyme peuvent causer une hydrocèle symptomatique, mais nous croyons que ce sont surtout les tumeurs où l'épididyme est altéré avec ou sans intégrité du testicule, qui provoquent ce symptôme.

Nous ne voulons pas rajeunir la vieille opinion de Robin, (1) puis de Robin et Ordonnez (2), qui ont essayé de démontrer que les tumeurs encéphaloïdes et cystiques du testicule, ou les tumeurs mixtes fibro-plastiques et cartilagineuses naissaient toujours dans l'épididyme, quel que soit leur développement ultérieur. La recherche de l'origine des tumeurs ne nous importe nullement, mais, dans les cas où l'épididyme est altérée, primitivement ou secondairement, il y a presque toujours vaginalite consécutive et, dans les cas de lésions du testicule seul, cet épiphénomène peut manquer.

Quelles sont, en effet, les tumeurs accompagnées le plus fréquemment d'hydrocèle ? Ce sont, ainsi que nous l'avons vu, le carcinome, le sarcome, le tubercule, la syphilis. Dans ces diverses maladies quel est l'état de l'épididyme ? Pour le tubercule, le siège épididymaire est si fréquent qu'il est presque un signe diagnostique, et dans la forme aiguë, l'orchite tuberculeuse, c'est surtout l'épididyme qui est augmenté de volume et douloureux. La plupart des observations mentionnent un état plus avancé des lésions dans l'épididyme que dans la glande. Pour la syphilis, la chose est peut-être moins prouvée, mais cependant nous avons vu qu'un des auteurs qui ont étudié cette maladie croit pouvoir faire ressortir l'influence des indurations de l'épididyme, dans les cas d'orchites scléreuse où il y a épanchement.

Pour le sarcome, pour le carcinome, le plus souvent le tissu pathologique a tellement envahi les deux parties de la

(1) Robin. Arch. génér. de Med., 1851.
(2) Robin et Ordonnez. 5e série, T. VIII, p. 473.

glande qu'elles ne sont plus reconnaissables. Du reste, si l'hydrocèle n'est pas absolument fréquente, en tant que signe spécial, les inflammations de la vaginale peuvent être regardées comme la règle. Si nous examinons maintenant les tumeurs comme les kystes de l'épididyme où il n'y a jamais d'altération testiculaire, nous voyons assez souvent coexister l'hydrocèle. Enfin l'histoire de certaines tumeurs semble apporter, par des preuves négatives, une nouvelle force à cette démonstration de l'influence épididymaire. Dans la maladie kystique, ou souvent, dit Porriquet, l'épididyme est sain ou du moins très peu altéré, nous voyons que les réactions vaginales ne sont pas constantes et qu'en tous cas l'épanchement, quand il existe, est trop peu abondant pour modifier la forme ou le volume de la tumeur. Mais une autre preuve est tirée de l'étude du lymphadénome. « Il semble frapper de préférence la glande elle-même et épargner l'épididyme, » disent MM. Monod et Terrillon, dans leur conclusion n° 3, et nous savons qu'il y a dans les cas de ce genre, épanchement très petit et citrin, donnant quelquefois une sensation de fluctuation Enfin, lorsque certaines tumeurs se localisent à la glande, la tunique vaginale peut être saine, comme dans l'observation de cancer de Ledentu (1).

Maintenant, comment les lésions épidymaires amènent-elles une inflammation de la séreuse? La raison en est bien simple, et elle est tirée de l'étude anatomique de cette membrane. A propos de l'hydrocèle essentielle, les auteurs qui nous ont précédé, ont déjà démontré que la séreuse n'a point au niveau où elle revêt l'épididyme, un feuillet fibreux qui la sépare du parenchyme de la glande, comme l'albu-

(1) Ledentu. Obs. de cancer du testicule. **Bull. Soc. anat.**, 1876, voy. obs. n°. XIII.

ginée la sépare du testicule, et c'est cette absence de bar-
rière qui facilite l'irritation par voisinage de la séreuse, et
les lésions qui en découlent. C'est là l'explication qui doit
remplacer ordinairement celle que le professeur Broca
indiquait en 1850, de compression des vaïsseaux du cordon
dans les kystcs de l'épididyme, celle que Conche voulait
donner d'obstacle à la circulation lvmphatique dans la maladie kystique. Ces deux théories indiqueraient la production habituelle d'une hydropysie et non point d'une
inflammation, et il suffisait de démontrer que nous avions
affaire le plus souvent à une réaction phlegmasique pour
être forcé de chercher une autre interprétation.

Marche des tumeurs. — Quant à la marche des lésions,
elle semble avoir une certaine importance, non point tant
sur la production de l'hydrocèle en particulier que sur le
mode d'inflammation de la séreuse. Nous avons déjà vu
que l'hydrocèle symptomatique vraie, l'hydrocèle enkystée
les adhérences totales ne sont guère que des degrés divers
d'une même affection : la vaginalite. Aussi au point de vue
de la marche, nous voyons que les accroissements rapides
correspondent plutôt aux formes très accentuées ou adhésives, les marches lentes et peu aiguës à l'hydrocèle simple.

Ainsi dans les kystes de l'épididyme, maladie lente et
chronique, dans tous les cas où il y avait altération de la
vaginale, et ils sont loin d'être en majorité, il y a une hydrocèle simple, claire, sans néo-membranes.

Un seul cas (obs. n° IV), semble faire exception à cette règle, mais rappelons qu'il y avait eu sous l'influence d'une
cause occasionnelle une poussée de vaginalite aiguë. Dans
les cas des tumeurs à marche très rapide comme le
myxome, certaines formes de sarcome ou de carcinome, il y a

très rapidement destruction et envahissement de la tunique vaginale, ou tout au moins adhérence totale. (Obs. de Leclère.)

Dans d'autres cas de cancer et même de sarcome plus lents, nous trouvons au contraire des hydrocèles enkystées seulement ou même de véritables épanchements de la tunique séreuse. Tous les cas intermédiaires peuvent se voir, et si la corrélation que nous venons d'indiquer a un certain degré de vérité, ce n'est qu'à la condition de n'avoir rien d'absolu. La marche n'a pas une influence toujours identique sur les réactions vaginales, et pas plus que la nature même de la tumeur, elle ne peut répondre toujours à une même forme d'inflammation de la séreuse. Ce sont du reste ces variations parfois considérables, qui empêchent de donner à l'étude des épanchements une valeur diagnostique de premier ordre. On peut indiquer que, dans une tumeur, de telle nature on trouve souvent telle forme de réaction, que telle lésion répond souvent à une tumeur à marche lente, telle autre à une tumeur, à marche rapide, mais c'est tout. Vouloir aller plus loin serait dépasser les résultats que donne l'étude des faits.

CHAPITRE V.

SÉMÉIOLOGIE ET VALEUR DIAGNOSTIQUE.

Les hydrocèles ordinaires se révèlent surtout par trois symptômes : 1° la forme de la tumeur, 2° la transparence, 3° la fluctuation.

Nous allons examiner successivement ce que deviennent

chacun de ces symptômes dans les hydrocèles symptomatiques et si c'est à l'aide des mêmes caractères que nous pourrons les reconnaître.

1° *Forme.* — La forme ordinaire de l'hydrocèle, cette forme en poire, en bissac, est rarement conservée dans les hydrocèles qui accompagnent des tumeurs, et cela tient à ce que ce sont surtout des hydrocèles petites et moyennes.

Il est en effet excessivement rare de trouver un très volumineux épanchement. Nous avons bien vu certains cas ou il n'y avait pas moins de 400 et 500 grammes de liquide (1). Dans une de nos observations où l'épanchement était non seulement scrotal, mais remontait jusqu'à l'orifice supérieur du canal inguinal, il n'y en avait pas moins de 400 gr. Ordinairement il est loin d'atteindre de semblables proportions, et à une tumeur petite répond le plus souvent une hydrocèle moyenne, de forme arrondie. Cependant ce n'est pas une règle absolue ; et, dans les cas de tumeur volumineuse, comme l'a écrit Porriquet, à propos de la maladie kystique, le plus souvent la quantité de liquide n'est pas assez considérable pour modifier la forme ou le volume de la tumeur. L'hydrocèle aura donc dans ces cas la forme de la tumeur solide qu'elle enveloppe d'une mince couche liquide. Quant à l'hydrocèle enkystée, elle se présente comme un kyste plus ou moins volumineux, ordinairement de forme arrondie et faisant une saillie d'autant plus considérable que la poche est plus grande, plus superficielle et plus distendue par le liquide.

2° *Transparence.* — La transparence est encore un signe d'hydrocèle abondante : elle est rare quand le liquide est

(1) Obs. de Launay, p. 24. Observat. de Desprès. Bull. Société de chirurgie, 1876.

en petite quantité ou, pour mieux dire, elle existe surtout dans les cas où le volume du liquide l'emporte sur celui de la tumeur. Cependant, quand il y a une différence marquce en faveur du liquide, la transparence est toujours appréciable quelle que soit l'épaisseur de la vaginale. Si on a affaire à une séreuse très épaissie, il faut augmenter l'intensite de la lumière et on retrouvera la transparence ; ce symptôme peut parfois être assez trompeur, car, même dans les hydrocèles symptomatiques des tumeurs, on a signalé la possibilité de la transparence totale. Mais, ce phéno mène dit M. Nicaise (1), tient surtout à la grande quantité du liquide. Dans les cas d'hydrocèle enkystée, on trouve aussi de la transparence si l'épanchement est superficiel et assez volumineux, mais le fait est rare. De plus lorsque la tumeur est entourée d'une petite quantité de liquide ce symptôme peut manquer, et dans bien des cas où la présence de l'épanchement était indiscutable, ou la ponction a démontré qu'il était séreux, il a été impossible de trouver de la translucidité.

Mais il ne faudrait pas accorder à ce symptôme une valeur indiscutable, car il peut exister sans qu'il y ait véritablement hydrocèle.

Ainsi, dans certaines observations de maladie kystique, il peut exister des points transparents arrondis et limités qui semblent répondre à des kystes à contenu très limpide, volumineux et saillants. C'est ce qui semble exister dans une observation de M. Desprès (2).

Dans certains cas de kystes très considérables de l'épididyme, on peut trouver une transparence aussi absolue

(1) Nicaise. De la transleucidite locale de l'hydrocèle. Gazette médicale de Paris, 9 mai 1874.

(2) Desprès. Sarcome kystique développé dans un testicule arrêté à l'anneau. Bull. Soc. anat., séance du 5 mars 1875.

que dans l'hydrocèle, et du reste la forme de la tumeur est celle des grosses hydrocèles. L'étude attentive de la position du testicule situé ordinairement en dehors de la tumeur, et l'aspect du liquide retiré par la ponction peuvent seuls assurer le diagnostic. Nous trouvons un exemple de cette disposition dans l'observation suivante que nous devons à l'obligeance de notre excellent collègue et ami, Ch. Nelaton.

M... (Nicolas), âgé de 59 ans, armurier, entre le 12 décembre 1879 à l'Hôtel-Dieu, salle Saint-Landry, 29 *bis*, service du professeur Richet. Cet homme est porteur d'une tumeur très considérable de la bourse droite. Le début a été indolent, spontané et remonte à peu près à dix-huit mois. La tumeur s'est développée d'une façon continue, elle est piriforme à grosse extrémité inférieure, lisse, sans bosselures, rénitente, manifestement liquide et paraît présenter un cas de transparence totale. Le testicule reconnaissable, et presque isolable à la partie postérieure et moyenne, ne gêne presque pas la transmission des rayons lumineux.

On porte sans hésitation le diagnostic d'hydrocèle simple et la ponction est pratiquée le 26 décembre. Elle donne issue à un liquide limpide, clair comme de l'eau de roche, mais contenant de nombreux spermatozoïdes. Il y avait donc là non point une hydrocèle, mais un vaste kyste spermatique.

Cependant les kystes spermatiques ne sont pas toujours transparents et nous avons vu que dans l'observation de B. Anger, l'absence de transparence permit de distinguer le kyste de l'hydrocèle concomitante.

Enfin, dans les cas où le liquide est altéré, épanchement sanguinolent ou séro-purulent, la transparence n'existe pas.

3° *Fluctuation.* — La fluctuation qui n'existe dans les hydrocèles vraies que lorsqu'elles sont peu distendues, est plus constante dans les hydrocèles symptomatiques des tumeurs, peut-être à cause de leur petit volume. Mais ordinairement la fluctuation n'est pas très manifeste et pour peu que la séreuse soit distendue, il y a simplement rénitence. Enfin il y a peu de fluctuation dans les hydrocèles enkystées. Celle-ci, surtout si elle est peu considérable, donne plutôt la sensation d'un kyste véritable ; une sensation de tumeur liquide à peine rénitente. Dans certains cas d'hydrocèles enkystées dans le tubercule du testicule, Reclus rapporte que l'on a pris ces épanchements limités pour des masses tuberculeuses ramollies. Mais dans les cas où l'hydrocèle forme seulement une lame liquide enveloppant la production solide, elle donne lieu à une sensation spéciale décrite depuis longtemps ; à la place de la véritable fluctuation on perçoit une sorte de dépressibilité. Le doigt appliqué sur la tumeur, traverse cette couche liquide qu'il sent très nettement filer sous la pression et arrive facilement sur la tumeur solide qui est derrière. Cela se rencontre surtout dans les grosses tumeurs, dans la maladie kystique, dans les sarcomes et les carcinomes volumineux avec hydrocèle.

Enfin dans les cas où l'épanchement symptomatique se réduit à des quantités minimes, à quelques gouttes, à une petite cuillerée, il ne se révèle par aucun des symptômes ordinaires ; ni fluctuation, ni transparence. A peine dans certains cas, en rassemblant tout le liquide sur un petit espace, peut-on avoir la sensation de dépressibilité, mais souvent on ne perçoit rien.

Nous aurons peu de choses à dire sur la valeur diagnostique des hydrocèles symptomatiques. L'étude des tumeurs en particulier nous a montré que ce symptôme présentait trop peu de constance et surtout trop de variations pour pouvoir être un signe de premier ordre ; ce ne sera donc jamais un signe pathognomonique, mais au contraire un épiphénomène qui prendra seulement une importance réelle en présence d'autres caractères cliniques. Il pourra alors éclairer le chirurgien, mais comme il dépend beaucoup plus de la marche et du siège du néoplasme, que de sa nature, il ne pourra donner que des renseignements très secondaires sur son essence.

Si nous essayons, malgré cela, de déduire quelques caractères cliniques de la longue étude que nous avons faite, nous voyons que les grosses hydrocèles peuvent accompagner les lésions syphilitiques, certains sarcomes et quelques carcinomes ; elle sont excessivement rares dans le tubercule et dans le sarcome kystique. Du reste, d'une façon générale, les grosses hydrocèles symptomatiques sont très rares. Enfin, leur présence est plutôt un obstacle au diagnostic qu'une circonstance adjuvante, car la tumeur solide peut passer inaperçue, et dans tous les cas, pour pouvoir l'étudier avec fruit, il faut d'abord évacuer le liquide.

Les petits épanchements se voient surtout dans le lymphadénome, dans l'enchondrome, dans la plupart des cas de maladie kystique et dans l'orchite tuberculeuse.

Les hydrocèles enkystées sont fréquentes, au contraire, dans le carcinome, le sarcome pur et surtout le tubercule du testicule, maladies à marche assez rapide ou à poussées successives, et qui produisent souvent des vaginalites adhésives.

Enfin, certaines productions d'évolution très rapide, comme le myxome, amènent très rapidement la destruction de la séreuse vaginale.

Ces quelques propositions ne sont que l'expression de faits fréquents et non de dispositions constantes. Les variations très considérables permett ent presque de rencon-

trer dans chaque cas tous les degrés d'inflammation vaginale et empêchent, par conséquent, d'arriver à des conclusions précises.

Nous ne pouvons cependant abandonner ce sujet sans
indiquer certaines particularités qui peuvent peut-être
avoir quelque importance.

C'est ainsi que, lorsque le liquide est primitivement sanguinolent, il faut penser à un carcinome ou à un sarcome :
en un mot, à une tumeur maligne. L'épanchement séro-
purulent d'emblée ne se trouve guère que dans le tubercule
du testicule, abstraction faite des vaginalites suraiguës
intercurrentes qui peuvent toujours produire du pus dans
la séreuse.

La reproduction rapide de l'hydrocèle après une ponction, les récidives multiples, sont toujours symptomatiques d'une tumeur du testicule ; la persistance de la lésion
causale peut seule les expliquer.

Enfin, nous devons mentionner certaines marches spéciales de l'hydrocèle, dont nous n'avons pu dégager la si-
gnification, mais qui ont peut-être de la valeur.

Dans certains cas, en effet, l'hydrocèle semble être le
premier symptôme d'une tumeur du testicule, comme dans
l'observation de Poinsot (1), et quelquefois même elle peut
précéder d'un assez long temps l'apparition des signes du
néoplasme, comme nous le voyons dans l'observation de
Thaon (2).

D'autres fois, l'hydrocèle accompagne les premières périodes du développement de la tumeur pour disparaître à
mesure qu'elle s'accroît. Cette disparition peut se faire de
deux façons : tantôt parce qu'il se forme des néomembranes

(1) Poinsot. Enrchondrome du testicule. Voy. obs, n° XI.
(2) Thaon. Cancer du testicule. Bull. Soc. anat., 1868.

pouvant amener des adhérences totales des deux feuillets ;
tantôt le liquide disparaît comme si, par suite du développement rapide de la tumeur, il était soumis à une pression
si considérable dans la cavité vaginale trop peu extensible,
qu'il fût rapidement absorbé.

Ces derniers faits sont très rares, du reste, et cette explication n'est qu'une hypothèse dont nous ne pouvons
donner aucune démonstration,

En résumé, nous voyons que ce symptôme, hydrocèle
commun à presque toutes les tumeurs du testicule, présente les plus grandes variétés de forme, de quantité et
d'évolution. C'est toujours un symptôme secondaire, accessoire dans l'étude des néoplasmes de la glande, et s'il peut
quelquefois servir à augmenter le nombre des signes diagnostics importants, il n'a jamais assez de valeur par luimême pour être placé au premier rang.

OBSERVATIONS

Les observations de tumeurs du testicule, avec hydrocèle, sont en très grand nombre dans les recueils périodiques et les comptes-rendus des sociétés savantes. Il nous
eût été absolument impossible de réunir et de publier toutes
celles qui sont intéressantes. Nous avons dû nous borner à
ne rapporter que celles qui présentent quelques caractères
particuliers, et nous y avons joint quelques observations
inédites, les unes personnelles, les autres dues à l'obligeance de nos collègues, et qui peuvent apporter quelques
faits nouveaux dans la question. L'indication de la plupart
de celles que nous avons consulté se trouvera dans l'Index
bibliographique.

Observation I.

Kyste de l'épididyme, présenté par M. Broca.

(Extrait des Bulletins de la Société anatomique, 1850, p. 163).
(Résumée).

Sur un sujet de l'Ecole pratique, M. Broca trouva deux tumeurs fluctuantes et transparentes du scrotum rappelant l'hydrocèle simple.

La tumeur occupant la moitié droite était plus volumineuse que celle du côté gauche. Les tumeurs enlevées et placées sur une table, une ponction fut pratiquée à la partie antéro-inférieure de la tumeur droite. Il s'écoule environ trois cuillerées de sérosité citrine. La tumeur perdit à peine le quart de son volume. On ouvre la cavité, dont le liquide s'est écoulé, et on constate que c'est la vaginale : le reste de la tumeur était formée par un grand kyste plein de liquide siégeant à l'extrémité inférieure du cordon. Ce kyste est adossé à la vaginale, dont il n'est séparé que par une mince membrane. Aucune dépression n'indiquait la limite du kyste. Le testicule était placé comme dans l'hydrocèle, en bas et en arrière, et ne faisait aucune saillie.

Même disposition à gauche. Ainsi donc : hydrocèle vaginale et hydrocèle enkystée, simulant si bien une hydrocèle simple, que le diagnostic était impossible.

A droite, le kyste, gros comme un œuf de dinde, se prolonge dans la tête de l'épididyme, qui, distendue, forme dans la vaginale une tumeur globuleuse demi-transparente du volume d'une noix.

Après une longue discussion sur l'origine de ces kystes de l'épididyme, dont le liquide ne contenait pas d'animalcules, chez un vieillard dont le canal déférent n'en contenait pas non plus, M. Broca ajoute : Enfin l'épanchement de la vaginale a sans doute été la conséquence de la compression exercée par ces kystes sur les veines spermatiques.

OBSERVATION II.

Kyste spermatique et hydrocèle. Ponction. Cautérisation avec le
nitrate d'argent. Guérison.

(B. Anger. Gazette des hôpitaux, 27 mai 1875).

Le nommé L..., âgé de 54 ans, entre dans mon service, à l'hôpital Saint-Antoine, pour se faire traiter d'une tumeur qu'il porte depuis plusieurs années dans la bourse droite. Depuis trois mois, cette tumeur a beaucoup augmenté, ce qui a décidé L... à réclamer le secours de la chirurgie.

A un premier examen, nous constatons une augmentation de volume de la bourse droite, qui présente un volume quatre ou cinq fois plus considérable que celle du côté opposé. Un examen attentif permet de reconnaître que cette augmentation de volume tient à l'existence de deux tumeurs parfaitement isolables, une supérieure, une autre inférieure.

La tumeur supérieure est plus tendue, plus dure et d'une forme globuleuse facile à apprécier. Elle est moins volumineuse que la saillie inférieure, qui est de forme ellipsoïde, celle-ci est moins tendue et manifestement fluctuante. En même temps, le malade était atteint d'une hernie inguinale du même côté, facilement réductible. Le diagnostic porté fut : *Kyste spermatique et hydrocèle consécutive.* M. B. Anger était arrivé facilement au diagnostic en établissant que la tumeur supérieure, arrondie et globuleuse, correspondait à la partie supérieure de l'épididyme et avait précédé, dans son développement, de beaucoup la formation de la seconde collection liquide, qui était évidemment une hydrocèle de la tunique vaginale développée consécutivement à l'irritation de la tunique vaginale par le kyste, agissant à la façon d'un corps étranger. La tumeur présentait, dans sa partie inférieure, une transparence des plus évidentes, qui n'existait point à la partie supérieure.

Le diagnostic étant établi d'une façon certaine, le chirurgien proposa au malade de pratiquer la ponction, suivie de la cautérisation avec le nitrate d'argent solide, procédé habituellement employé par M. B. Anger pour obtenir la cure radicale de l'hydrocèle.

L'opération présentait une simplicité d'autant plus grande qu'une seule ponction cutanée était suffisante, le kyste spermatique pouvant très facilement être vidé par la canule, introduite préalablement dans la tunique vaginale. Un peu de nitrate d'argent fut fondu à la lumière d'une bougie et coulé dans la canelure d'un stylet.

L'hydrocèle fut donc ponctionnée la première, et il en sortit un verre de sérosité citrine. Il devint alors très facile de circonscrire le kyste et de déterminer d'une façon exacte sa forme arrondie et le lieu de son implantation à la tête de l'épididyme. M. B. Anger, sans enlever la canule de la tunique vaginale, introduisit de nouveau le trocart et pratiqua une seconde ponction atteignant la paroi du kyste.

Il sortit, comme le chirurgien l'avait annoncé, un verre à liqueur d'un liquide blanchâtre, lactescent, bien différent du liquide de l'hydrocèle.

L'examen au microscope fut pratiqué séance tenante, et l'on découvrit, sur une seule préparation, une dizaine de spermatozoïdes qui ne parurent pas animés de mouvements. Le diagnostic était donc vérifié et il devenait évident que cette seconde poche, qui s'était primitivement développée, était bien une collection liquide, où les éléments caractéristiques du liquide spermatique se trouvaient mélangés, probablement, à une quantité plus ou moins considérable de sérosité.

Le stylet, chargé d'une petite quantité de nitrate d'argent fondu, fut introduit dans la canule du trocart, qui fut alors retirée et la cautérisation fut pratiquée avec les précautions ordinaires, d'abord dans le kyste, ensuite dans la tunique vaginale.

L'inflammation et le gonflement se montrèrent dès le lendemain, comme cela se produit toujours. Les liquides épanchés se résorbèrent spontanément, et, quinze jours après, le malade quittait l'hôpital guéri. Le kyste était complètement revenu sur lui-même et se présentait sous forme d'induration indolente. Une légère couche de sérosité persistait dans la tunique vaginale.

OBSERVATION III.

Hydrocèle et kyste de l'épididyme, par M. le Dr A. Desprès.

(Extrait des Bulletins de la Société anatomique, 1878, p. 508).

A propos d'une hydrocèle et d'un kyste de l'épididyme communiquant, et que certains membres de la Société anatomique prennent pour une hydrocèle multiloculaire, M. Desprès rappelle le fait suivant :

Le nommé Villemot (J.-Baptiste), 67 ans, entre à l'hôpital Cochin le 4 mars 1878, pour une tumeur du scrotum, transparente, régulière, ayant la forme vaginale et qui paraissait une hydrocèle simple. Je fis une ponction, j'ai retiré d'abord 80 grammes de liquide citrin et je constatai que la tumeur ne s'était qu'à moitié vidée. Je réintroduisis alors le poinçon dans la canule et je fis une ponction en dirigeant mon trocart vers la partie de la tumenr qui ne s'était pas vidée. Je ponctionnai et je fus très surpris de voir couler du liquide transparent comme de l'eau de roche, 100 gr. environ. Le liquide fut examiné et quoi qu'il ne contînt que des filaments d'un caractère douteux, je diagnostiquai : hydocèle et kyste spermatique épididymaire. C'était la seule fois que j'avais vu pareille chose; j'avais déjà injecté des hydrocèles cloisonnées, une entre autres qui avait déjà été injectée à l'iode une fois, mais dans tous les cas il était sorti des deux poches le même liquide citrin. La ponction et l'injection iodée n'ont guéri que l'hydrocèle, le kyste persiste, diminué il est vrai.

OBSERVATION IV.

Kyste de l'épididyme (personnelle).

Le nommé Albini (Jacques), 45 ans, peintre, entre le 14 juin 1879 à l'Hôtel-Dieu, salle Saint-Come, n° 23, service de M. Cusco.

Il y a à peu près dix ans, ce malade, après une fièvre typhoïde, s'est aperçu qu'il avait une petite grosseur au testicule droit. Cette tumeur, absolument indolente, a grossi insensiblement. Quinze jours environ avant l'entrée à l'hôpital, la moitié droite du crotum est devenue subitement volumineuse, rouge, douloureuse. Le malade a eu en même temps de la fièvre et a été obligé de prendre le lit.

A son entrée à l'hôpital on constate un épanchement assez abondant de la tunique vaginale droite, manifestement liquide, avec rougeur de la peau et tension très forte.

Le 1er juillet. Ponction. Liquide citrin abondant qui se reproduit très rapidement.

Le 16. 2° ponction, issue de 150 gr. de liquide ordinaire de l'hydrocèle. Ce liquide sort difficilement, par saccades, la cavité semble cloisonnée et multiloculaire. Le testicule est difficilement senti au milieu d'une tunique vaginale épaissie. Injection iodée.

Le 17. La douleur de l'injection iodée a persisté jusqu'au soir. Pas de rougeur ni de tuméfaction considérable.

Le lendemain et le jour d'après, fièvre assez intense dans l'après-midi se prolongeant jusqu'au soir.

Le 19. La douleur et la tuméfaction diminuent.

5 août. Diminution considérable de la tumeur. Presque plus d'hydrocèle sur la partie supérieure. Sur le testicule, facile à sentir, on trouve, au niveau de la tête de l'épididyme, une petite tumeur superposée, arrondie, lisse, et ressemblant à un second testicule surajouté au premier.

La tumeur supérieure plus volumineuse est dure et indolore.

La tumeur inférieure, plus molle, allongée, provoque à la pression la sensation testiculaire.

M. Bouilly, qui remplace M. Cusco, diagnostique un kyste de l'épididyme avec une hydocèle de voisinage.

6 septembre. Le liquide s'étant reproduit, nouvelle ponction avec nouvelle injection iodée.

Le malade sort le 20, avec persistance de son kyste épididymaire mais n'ayant plus qu'une toute petite hydrocèle.

Observation V (personnelle).

Testicule syphilitique (?) Hydrocèle volumineuse.

(Cette observation a été empruntée à notre maître
M. Terrillon).

Biet (François), 27 ans, entre le 31 janvier 1879, service de M. Cusco, salle Saint-Come, lit n° 23, pour une volumineuse tumeur des bourses.

Cet homme, qui n'a pas d'antécédents héréditaires, a eu, en 1872, pendant qu'il faisait son service militaire, un chancre induré et des plaques muqueuses de la bouche. Il a subi un traitement mercuriel. Depuis cette époque il n'a pas eu d'accidents.

Il est porteur d'une volumineuse tumeur de la moitié droite du scrotum empiétant sur le canal inguinal.

Cette tumeur, qui a débuté en novembre 1877, s'est développée lentement et d'une façon continue mais sans amener de douleur. Au bout de cinq ou six mois elle occupait tout le scrotum jusqu'à l'anneau inguinal externe. Vers la fin de juillet 1878, la tumeur continuant à se développer, franchit cet orifice et se développa dans le canal inguinal. Elle cause une gêne énorme pendant la marche.

A l'entrée. Tumeur volumineuse, arrondie, bilobée occupant la moitié droite du scrotum et remontant jusqu'à l'orifice inguinal interne. Le lobe inférieur de la tumeur plus volumineux est relié au lobe supérieur formé par la partie intra-inguinale par une sorte de lobe moyen, plus petit, compris entre deux points rétrécis qui sont en haut : l'orifice externe du canal inguinal dilaté, en bas l'étranglement ordinaire de l'hydrocèle vaginale.

A la palpation. Consistance élastique rénitente, fluctuation manifeste indiquant une vaste poche uniloculaire pleine de liquide. Le testicule se trouve à la partie postérieure et inférieure de la tumeur où il est facilement perceptible. Il est impossible de retrouver nettement le cordon spermatique. Quelques-uns de ses éléments semblent longer la partie postérieure de la tumeur.

Il est impossible de se rendre un compte exact de l'état du testicule, mais, à son niveau, on trouve une masse lisse, dure, élasti-

<table><tr><td>Boursier.</td><td align="right">7</td></tr></table>

que de consistance cartilagineuse, semblant ne faire qu'un avec lui.

La tumeur est très transparente. Léger varicocèle à droite.

Testicule gauche un peu gonflé, douloureux ; urines normales, ni sucre ni albumine.

Depuis l'apparition de la tumeur, le malade a remarqué un notable affaiblissement de ses fonctions génésiques.

5 février. Ponction. Il sort 350 grammes d'un liquide jaune-clair citrin, liquide de l'hydrocèle ordinaire. Injection de vin chaud. Douleur vive le long du cordon.

Le 6. Insomnie ; le scrotum est gonflé, rouge, douloureux. T. 38,2. P. 100.

Le 7. Douleur de la vaginalite diminue un peu ; le scrotum est encore rouge, tendu, douloureux à la moindre pression.

Le 9. Légère augmentation de la réaction inflammatoire.

Le 14. La tumeur a beaucoup diminué ; frictions d'onguent mercuriel.

Le 24. L'hydrocèle a disparu presque complètement. Cependant il persiste une tumeur assez volumineuse, globuleuse. Le testicule situé en arrière et en bas est difficilement perçu, il semble entouré de tissus indurés et épaissis.

La rougeur a disparu sauf en un point, à la partie antérieure et inférieure près du raphé médian. Là, il y a une rougeur localisée avec un point blanchâtre central, ramolli et presque fluctuant. On voit aussi facilement que tout autour de cette place rouge, la peau est adhérente à la tumeur dans une étendue de 2 à 3 centimètres.

Le testicule est notablement augmenté de volume et déformé : il est lisse à sa partie postérieure dont la pression donne encore la sensation testiculaire. Dans toute la partie interne qui regarde la cloison, on trouve une portion indurée, lisse, élastique, donnant au doigt la sensation d'un cartilage. En avant et en dehors la tumeur paraît plus ramollie, douloureuse à la pression. Nulle part de douleurs spontanées. En arrière on peut retrouver les éléments du cordon. Quant à l'épididyme qui est très volumineux il est difficile de le distinguer dans la masse de la tumeur.

Le 25. Il ne sort pas de pus de la ponction, faite sur le point ramolli.

1er Mars. Apparition d'un second point ramolli et fluctuant sur la face externe de la tumeur, à peu près à moitié hauteur. Ce noyau superficiel adhère à la peau, d'une part, à la masse sous-jacente d'autre part.

Le 7. La tumeur a sensiblement diminué, pointes de feu profondes.

Le 8. Le malade sort. M. Cusco incline à croire à un cas de tubercule du testicule.

Le 25. Le malade revient à l'hôpital. Son testicule est tout aussi volumineux, dur : l'épididyme est rempli de noyaux indurés, il est très légèrement mobile sur le testicule.

L'ouverture, restée fistuleuse, laisse écouler un liquide clair, séro-purulent, peu abondant.

Rien aux poumons, malgré une légère hémoptysie ; rien à la prostate.

1er avril. Le testicule est douloureux en bas et en arrière. M. Terrillon, qui remplace M. Cusco, incline à croire à une variété de gomme syphilitique du testicule et institue un traitement énergique à l'iodure de potassium.

Le 9. Larmoiement, conjonctivite amenés par l'iodure.

On ouvre au bistouri un petit abcès formé un peu en arrière de l'orifice de la fistule, il en sort un peu de pus gris rougeâtre.

Le 16. La tumeur paraît légèrement diminuer de volume ; on commence à sentir en arrière la queue de l'épididyme indistincte auparavant.

Le 28. Le malade sort de nouveau ; la tumeur a diminué notablement ; le testicule est devenu plus souple. Il continue le traitement antisyphilitique.

OBSERVATION VI.

Tubercules du testicule. Hydrocèle enkystée de la vaginale.
par M. Bourdillat.

(Bull. de la Soc. anat., 1868, p. 309).

Le nommé B..., âgé de 31 ans, entre, le 17 avril 1868, dans le service de M. Demarquay, pour une tumeur du testicule gauche, dont le début remonte à trois années. Ce malade, issu d'une famille de tuberculeux, présente depuis quatre années des symptômes très évidents de phthisie pulmonaire lente. L'affection du testicule s'est développée sans grandes douleurs et sans réactions vives. Depuis le mois de septembre 1867, la tumeur a subi une ampliation marquée qu'il faut rapporter surtout au développement de plusieurs hydrocèles enkystées dans la tunique vaginale.

Au moment de l'entrée, le symptôme le plus pénible est la gêne apportée à la marche par le volume de la tumeur. Le malade accuse en outre une sorte de blennorrhée périodique. En pàlpant la tumeur on reconnait qu'elle se compose de deux parties, l'une plus volumineuse, formée par les hydrocèles enkystées, l'autre plus dure, assez régulière, placée à la partie postérieure et représentant le testicule malade. Malgré une ponction récente la présence du liquide rend l'examen difficile, et c'est principalement par l'étude de l'état général qu'on arrive au diagnostic exact.

Malgré l'existence d'une lésion pulmonaire à guérison fort problématique, M. Demarquay conclut à l'ablation du testicule, se fondant sur la suppuration probable de l'organe dans un temps peu éloigné, et sur la mauvaise influence qu'elle exercerait sur l'état général. Il pratiqua la castration le 20 avril.

La tumeur enlevée avait le volume d'une orange moyenne. L'examen microscopique a été fait par M. Bouchard.

A la coupe, on trouve à la place de la cavité vaginale plusieurs kystes assez volumineux, qui paraissent s'être développés aux dépens de cette même cavité par l'adhérence de ses parois entre elles (fait déjà signalé par Curling dans des cas analogues).

On distingue notamment trois de ces poches plus étendues : la 1re, au niveau du bord antérieur, pleine d'un liquide sanguinolent ; la 2e, placée au devant de l'épididyme et continuant, pour ainsi dire, en haut la cavité vaginale ; la 3e enfin, coiffant le testicule et plus petite que les deux précédentes. Le liquide contenu dans les deux dernières est séreux et renferme des flocons fibrineux. Tous ces kystes, à parois épaissies, sont cloisonnés par des tractus celluleux très riches en vaisseaux.

Le testicule lui-même est augmenté de volume, et l'albuginée est épaissie. Après avoir incisé cette dernière membrane, on pénètre dans la substance testiculaire, qui est plus ferme qu'à l'état normal. Cette substance testiculaire est parsemée de nodules jaunes, caséeux, non énucléables, et qui sont assez fortement adhérents au tissu ambiant.

Les plus volumineux, au nombre de cinq ou six, varient de la grosseur d'un pois à celui d'un haricot. Aucune de ces masses jaunes n'est ramollie. Dans certains points on trouve avec le doigt de petites nodosités qui ne sont pas rceonnaissables à l'œil, parceque leur coloration ne diffère pas de celle du tissu ambiant. Cependant, au centre de ces petits nodules demi-transparents, on voit un point jaunâtre ou légèrement pigmenté.

Des coupes minces, pratiquées dans ces différentes productions montrent à la périphérie une zone de prolifération très étendue, dans laquelle on voit les corps fusiformes du tissu conjonctif, gonflés, avec multiplication de leurs noyaux ; en dedans de cette zone, se trouve un amas nucléaire, sans enveloppe celluleuse commune ; enfin on arrive à la masse qui forme essentiellement les petites tumeurs, et où, à côté de quelques corps fusiformes gonflés et pourvus de plusieurs noyaux, on ne rencontre plus, pour ainsi dire, que des noyaux sphériques ou légèrement anguleux, pressés les uns contre les autres. Dans l'épaisseur de ces noyaux ou dans leurs interstices, on trouve de nombreuses gouttelettes ou granulations graisseuses. Ces petites tumeurs qui paraissent ainsi constituées sur le type des granulations tuberculeuses, renferment quelques vaisseaux autour desquels la prolifération conjonctive est également très intense, et dont la lumière paraît oblitérée par un contenu granuleux. En dehors de ces masses, le tissu testiculaire est altéré dans toute l'épaisseur de l'organe. Les tubes testiculaires qui se dévident [plus difficilement que sur un testicule sain, sont partout plongés dans un tissu conjonctif en prolifération. La tunique adventice des vaisseaux présente également dans tous les points une multiplication des éléments cellulaires.

OBSERVATION VII (personnelle).

Tubercules du testicule.

Schmitt (Louis), 68 ans, entre à la salle Saint-Côme, n° 15, service du Dr Cusco, remplacé par M. Terrillon, le 10 avril 1879.

Cet homme qui s'était toujours bien porté, a eu, il y a dix mois, un gonflement douloureux du testicule droit, pour lequel, dit-il, le médecin a pratiqué une incision dont on trouve la cicatrice. Il serait sorti de l'incision un liquide jaune-clair peu abondant (probablement du pus). Quelques jours après deux autres abcès qui ont été pareillement incisés. Les incisions, sauf la première restée long-temps fistuleuse, se sont rapidement refermées.

Il y a un mois environ il a commencé à souffrir du testicule gau-che. Celui-ci est devenu volumineux, douloureux, dans l'espace d'une semaine. A Saint-Louis on lui a fait appliquer un emplâtre de Vigo.

A son entrée, le testicule droit présente à sa partie antérieure un noyau profond du volume d'une noisette. L'épididyme du même côté est induré, augmente de volume, sa queue large étalée forme une sorte de cupule dure et saillante coiffant la partie inférieure de la glande. Le cordon est sain. Pas de liquide dans la tunique vaginale, adhérente dans une notable étendue [autour des points indurés.

Le testicule gauche, de consistance normale en avant seulement, est enveloppé en arrière et en bas par une masse indurée, bosselée, épaisse, surtout à la partie externe où l'on constate un point rouge douloureux à la pression, et fluctuant. Incision. Il s'écoule environ une petite cuillerée de pus. La vaginale est adhérente dans une certaine étendue autour de ce point; elle ne paraît pas contenir de liquide.

Etat général bon. Quelques phénomènes peu accentués de tuber-culose pulmonaire.

La prostate et les vésicules séminales sont bosselées et dures.

12 avril. L'abcès du testicule gauche suppure peu; pus mal lié, séreux.

Le 16. Il tend à devenir fistuleux.

Le malade est envoyé à Vincennes, le 17 avril.

OBSERVATION VIII (personnelle).

Tubercules du testicule.

X..., âgé de 58 ans, entre [à l'hôpital de la Charité au mois de septembre 1879 pour s'y faire soigner d'une orchite droite.

Ce malade, pâle, amaigri, est atteint, dit-il, d'une bronchite. Il est malade depuis la guerre, il a été souvent obligé d'entrer à l'hô-pital pour se faire soigner et il porte une caverne assez considérable au sommet du poumon droit.

L'année dernière, en novembre 1878, il a été pris sans cause appréciable d'une orchite aiguë du tescicule gauche, qui l'a forcé d'entrer dans le service du professeur Gosselin, à la Charité. Il disait avoir en même temps une hydrocèle symptomatique assez considérable, car pour diminuer ses douleurs M. Gosselin ponctionna sa vaginale avec une lancette et il s'est écoulé dit le malade la valeur d'un petit verre d'une eau jaune transparente qu'il compare à du cognac.

Dans le courant de l'été 1879, ce malade a fait un séjour assez prolongé dans le service de M. Bourdon où il était entré pour des accidents pulmonaires. Là il a fait un abcès de la prostate qui s'est ouvert dans l'urèthre,

A son entrée à la salle Saint-Jean, n° 1 (septembre 1879) il est porteur d'une épididymite droite. L'épididyme, bosselé, volumineux, très douloureux, surmonte le testicule dont il dépasse de beaucoup le volume, il n'y a que fort peu de liquide dans la vaginale. Fluctuation obscure, aucune transparence. Le testicule gauche, peu volumineux, présente une épididyme bosselé, induré dans toute son étendue et qui n'est plus douloureux. Il n'y a pas eu de reproduction de l'hydrocèle et il n'y a aucune adhérence.

Dans les quelques jours qui suivent son entrée les phénomènes aigus du testicule droit disparaissent à l'aide de cataplasmes. La petite quantité de liquide s'est résorbée.

La prostate est très volumineuse, bosselée, et forme sur certains points une sorte de coque facilement dépressible, ce qui semble correspondre à des abcès prostatiques. Les vésicules séminales sont volumineuses, dures, tuberculeuses.

16 octobre 1879. Rétention incomplète d'urine avec ténesme anal. Douleurs très vives. Le cathétérisme est très douloureux et impossible.

Le 18. Ecoulement de pus par l'urèthre avec l'urine ; les phénomènes de rétention s'apaisent. Au bout de quelques jours le toucher rectal permet de constater que la prostate s'est presque entièrement vidée et que la rétention était due à un abcès prostatique. [Les lésions pulmonaires augmentent chaque jour.

Le malade sort sur sa demande le 2 novembre.

Observation IX (personnelle).

Tubercules du testicule.

Raymond Camille, âgé de 35 ans, entre à l'Hôtel-Dieu le 1er février 1879, salle Saint-Côme, lit 21, service du Dr Cusco.

Cet homme, qui n'a pas l'air très robuste, ne paraît pas avoir d'antécédents héréditaires. Il raconte assez vaguement qu'il aurait été paralysé vers l'âge de 7 ou 8 ans, et cette paralysie aurait duré pendant près d'un an. Depuis il se serait toujours bien porté.

A l'âge de 23 ans il devint garçon boulanger. A 25 ans il eut une pleurésie avec épanchement assez abondant à droite, il resta cinq ou six mois avant de reprendre son métier. Depuis quatre mois environ il tousse continuellement.

Il y a quelques jours, le 27 janvier, il ressentit pendant une violente crise de toux une douleur aiguë dans le testicule gauche, qu'il trouva gonflé et douloureux à la pression. Jamais d'excès génésiques ni de blennorrhagie.

Enfin, depuis une dizaine de jours, sa voix s'est affaiblie et presque éteinte.

A son entrée, la bourse gauche est rouge, tendue, douloureuse. Sur le testicule gauche, à la partie inférieure et postérieure, existe une tumeur allongée, conique, dure, douloureuse, formée par l'épididyme tuméfié dans son entier. Le cordon est légèrement gonflé et douloureux. Il semble y avoir peut-être un peu de liquide dans la vaginale mais il est en si petite quantité, s'il y en a, que l'on ne peut guère affirmer son existence.

Du côté de la poitrine, frottements pleuraux à la base du poumon droit en arrière. Aux deux sommets signes de tuberculose au deuxième degré.

La prostate est un peu volumineuse. Lobe gauche induré et bosselé. Augmentation notable de volume de la vésicule séminale du même côté.

Diagnostic. Tuberculose génitale survenant chez un phthisique.

Traitement. Deux pilules stibiées. Lichen et vin de quinquina.

7 février. Poussée aiguë de pleurésie à droite. Vaste vésicatoire. La douleur testiculaire a un peu diminué.

Le 9. Cinq pilules stibiées de 1 milligr. par jour.

Le 11. La tumeur testiculaire a diminué, elle est moins dure, plus élastique. L'état général est meilleur.

Le 16. Sous l'influence du traitement stibié, les phénomènes aigus du côté du testicule ont à peu près complètement disparu. L'état général est devenu meilleur. Le malade sort le 22 février.

20 décembre 1879. Le malade rentre dans le service de M. Trélat pour une orchite tuberculeuse du côté droit. L'épididyme est gros, induré, très douloureux. Au point de vue des symptômes locaux, testicule, épididyme et vaginale, répétition identique des phénomènes observés en février dernier sur son testicule gauche. Celui-ci présente un épididyme induré et bosselé, mais qui n'est plus douloureux. Pas d'hydrocèle, mais au contraire adhérence à peu près totale des deux feuillets de la séreuse. Les phénomènes pulmonaires n'ont pas fait beaucoup de progrès, et l'état général s'est maintenu assez satisfaisant.

Le malade est encore dans le service au moment où nous le quittons. 1er janvier 1880.

OBSERVATION X.

Tubercules du testicule.

(Communiquée par notre collègue, M. Leclère, interne du service).

X...., âgé de 52 ans, entre le 19 décembre 1879 à la maison de santé, dans le service de M. Cruveilhier.

Comme antécédents personnels ce malade a eu dans son enfance des accidents de nature scrofuleuse. Dans sa jeunesse il a eu une blennorrhagie sans orchite.

Il y a cinq ans il a eu sans cause appréciable un abcès à la partie inférieure de la moitié droite du scrotum. Cet abcès a évolué en trois semaines et a été très douloureux au début.

Un an après, à la suite d'une chute sur l'angle d'une chaise, poussée inflammatoire du côté du testicule gauche. Elle aboutit à un abcès que l'on a ponctionné et qui guérit en six semaines. C'est à partir de ce moment que le malade a vu se développer une hydrocèle.

Pendant trois ans sa santé s'est maintenue bonne, seulement, il y a un an environ, il a vu survenir un abcès froid de la région trochantérienne.

Vers la fin de novembre dernier il se développe une épididymite à droite; épididymite légèrement douloureuse et n'annonçant son existence que par quelques souffrances nocturnes. Un abcès se forme et se collecte à lapartie postéro-inférieure droite du scrotum.

Comme antécédents héréditaires un oncle du malade est mort tuberculeux. .

Etat actuel. L'épididyme droit est dur, non douloureux, bosselé surtout à l'extrémité de sa queue. Un cordon dur, partant de l'épididyme aboutit à la collection de pus dont la ponction donne issue à deux cuillerées de pus jaune grisâtre ne contenant aucun élément figuré spécial, ainsi que le démontre l'examen histologique.

A gauche l'épididyme est dur, bosselé, douloureux. La vaginale contient un épanchement transparent. Ponction. Il sort environ 60 grammes de liquide clair citrin, liquide de l'hydrocèle ordinaire.

La prostate est saine.

Inspiration soufflante et expiration prolongée aux deux sommets.

Résonnance exagérée de la voix et de la toux. Ni craquements, ni râles.

En présence de ces signes le chef de service porte le diagnostic d'épididymite tuberculeuse gauche. Hydrocèle symptomatique. Tuberculose épididymaire du côté droit avec abcès.

31 décembre. Le malade est encore dans le service. Etat stationnaire.

Nota. Le liquide de l'hydrocèle a été analysé avec le plus grand soin par M. Bottmer, interne en pharmacie à la Charité que nous remercions de son extrême obligeance; l'analyse de ce liquide a donné les mêmes résultats que celle faite par M. Mehu sur les liquides de l'hydrocèle simple. Il contenait peu de cholestérine, des traces de fibrine; des quantités énormes de matières organiques albuminoïdes.

OBSERVATION XI.

Enchondrome du testicule, par G. Poinsot.

(Progrès. médical, 13 juillet 1878 (Résumée).

Le 20 mars 1875, M. Lat... amena son fils, âgé de 4 ans, chez le Dr Poinsot. Dans les premiers jours du mois, la bourse gauche avait légèrement augmenté de volume. M. Cozic-Pénanguer l'examina le 4 et conseilla seulement des applications de compresses trempées dans une solution résolutive. La bourse augmenta de volume et cinq jours après M. Pénanguer annonça qu'il y avait de l'eau dans l'intérieur de la bourse et fit pressentir la nécessité d'une ponction. Le 17 mars, M. Pénanguer revit l'enfant et déclara inutile toute ponction. Il ordonna d'appliquer sur la tumeur un emplâtre de ciguë.

C'est alors que M. Lat... vint me voir, la tumeur fut examinée. Pour lui on avait affaire à une production solide. La tumeur, du volume d'un gros œuf de poule, limitée à la bourse gauche, était absolument ovoïde, régulière, lisse, un peu aplatie dans le sens transversal; sa consistance était uniformément dure, résistante; en avant seulement on pouvait constater une sorte de fluctuation obscure. En aucun point la pression ne réveillait la douleur. La forme, la délimitation exacte de cette tumeur ne permettaient point de la confondre avec une hydrocèle, dont l'aspect est piriforme ou même cylindrique, et qui envoi d'ordinaire un prolongement plus ou moins notable vers l'anneau externe du canal inguinal. De plus, la tumeur n'est pas transparente; elle est résistante. Cette résistance était incompatible avec l'hypothèse d'une hydrocèle, mais se trouve dans l'hématocèle; et dans les antécédents, il était impossible de retrouver aucune violence traumatique exercée sur les bourses; les objections, tirées de la forme et de la délimitation conservaient ici toute leur valeur; enfin, l'hématocèle, par suite des dépôts fibrineux et des fausses membranes dont est tapissée la vaginale, peut bien acquérir une résistance notable ; mais elle n'a jamais une dureté absolue, et, en tous cas, cette dureté est superficielle en avant comme en arrière, tandis que chez notre malade, elle n'était perçue en avant qu'à travers une mince couche de liquide.

Mais parmi les néoplasmes dont le testicule peut devenir le siège auquel fallait-il s'arrêter?

La peau qui recouvre la tumeur est saine et glisse aisément sous les parties sous-jacentes; elle est cependant distendue et sillonnée à sa surface de quelques vaisseaux volumineux.

Les ganglions de l'aine ne sont point engorgés. Le cordon est absolument distinct. Le testicule droit est normal.

La santé générale de l'enfant est bonne. Il n'existe dans la famille aucun antécédent cancéreux. Un oncle est mort de tuberculose pulmonaire.

L'âge du malade, la marche de l'affection ne laissaient guère de place à une autre hypothèse que celle de tumeur maligne. Le développement si rapide de la tumeur laissait admettre que la néoplasie, bien que maligne, était jusqu'alors demeurée locale et n'avait pas eu le temps d'infecter l'économie. Trois autres médecins furent appelés. Deux conclurent à un cancer; le troisième, se basant sur la considération de l'état général et la rapidité même du développement de la tumeur, sur la préexistence d'un épanchement séreux, pencha pour une hématocèle.

Tous trois, d'ailleurs, furent unanimes à reconnaître la nécessité d'une opération.

La castration fut décidée et faite le 26 mars.

La tumeur pesait 150 grammes. Elle offrait la forme d'un ovoïde régulier à grosse extrémité, élargie vers la base. Sa consistance était dure, sa surface lisse. A la partie supérieure et antérieure, il existe une petite tumeur surajoutée à la principale; cette tumeur est plus molle, comme transparente, et l'incision en fait écouler une certaine quantité de liquide séreux. Cet épanchement siège dans la vaginale; celle-ci est à peu près saine. L'épididyme a disparu dans l'ensemble de la masse morbide. Le cordon est sain. Sur une coupe, le tissu constitutif de la tumeur offre un aspect lisse, luisant, avec reflet blanc-bleuâtre. Cet aspect n'est pas absolument uniforme : les parties, brillantes, nacrées, se montrent sous forme de plaques arrondies, de dimensions variables, isolées les unes des autres par des faisceaux d'apparence fibrillaire. Le grattage ne fait point écouler de suc.

L'examen histologique fut fait par M. le D. Vergely : « La masse de la tumeur est formée par du tissu cartilagineux. Les cellules cartilagineuses, dont quelques-unes seulement possèdent une capsule et qui, pour la plupart sont larges, irrégulières, munies de prolongements, avec un ou plusieurs noyaux, sont réunies par groupes répondant aux lobules de la surface de section. Entre ces masses et les isolant, on rencontre du tissu fibreux abondant : même sur un point de la tumeur, ce tissu est presque seul et c'est à peine si on aperçoit, dans l'interstice des fibres, quelques rares cellules. La disposition décrite permet de porter le diagnostic anatomique de *fibro-chondrome*. »

Un mois après l'opération, la guérison était complète. Pas de menace de récidive locale et santé générale bonne. Au mois de septembre suivant, le petit enfant fut ramené. Son ventre augmentait de volume, et en un certain point il offrait une dureté extrême. Au niveau de la cicatrice et du cordon, aucune tuméfaction ne put être constatée. Les ganglions de l'aine sont normaux. Dans l'hypochondre gauche se trouve une voussure qui s'étend, d'une part, depuis la ligne médiane jusqu'au bord externe du carré des lombes, et. d'autre part, du rebord des fausses côtes jusqu'à la ligne ombilicale. Au niveau de la fosse pelvienne, on sent quelques nodosités. La respiration est normale ; le malade ne tousse pas. L'enfant devint peu à peu plus amaigri ; son ventre se développa de plus en plus. La respiration était anxieuse, fréquente. L'appétit était nul, et la fièvre vive. La mort arrive dans les premiers jours d'octobre.

OBSERVATION XII.

Cancer du testicule gauche de forme squirrheuse
par M. Dolbeau.

(Bulletins de la Société anatomique, 1853, p. 172).

Thœurim, âgé de 52 ans, entre le 11 février 1853 à l'hôpital des Cliniques.

Santé bonne. Il y a quatre ans, blennorrhagie qui a duré trois semaines.

Pas d'accident syphilitique. Pas d'affection cancéreuse dans sa famille.

Il y a sept ou huit ans, il remarque que ses deux testicules ne sont pas semblables. Le gauche était notablement plus petit et plus dur. Il ne ressent aucune douleur. Il y a six mois, des douleurs apparurent dans le testicule gauche qui, dès ce moment, augmenta de volume. Depuis deux mois, le volume du testicule n'a pas changé notablement ; les douleurs sont rares et pourtant aucun traitement n'a été suivi.

Etat actuel. — Du côté droit, rien d'anormal.

Du côté gauche, on trouve contenue dans les enveloppes une tumeur ovoïde assez régulière, manifestement formée par le testicule. Cette masse est le résultat d'un développement simultané du testicule et de l'épididyme : ce dernier paraît être transposé; il occupe la partie supérieure et antérieure du testicule.

La tumeur a la forme et le volume d'un gros œuf de poule. Elle est régulière, présente en haut et en avant une espèce de bord arrondi séparé du reste par une rainure. Cette partie semble constituée par l'épididyme ; elle le contient avec le canal déférent qui est parfaitement sain. La consistance est celle du tissu fibro-cartilagineux.

Pas d'épanchement manifeste dans la vaginale. Les éléments du cordon sont normaux. Les ganglions inguinaux et lombaires ne présentent pas d'altérations ; la prostate est intacte.

Il n'y a pas dans la tumeur de douleurs spontanées.

La tumeur n'est pas sensible à la pression.

Toutes les fonctions s'exécutent normalement ; la santé générale est très bonne.

Iodure de potassium : 1 à 4 gr. par jour.

Pas de changement notable dans la tumeur.

A la suite de fatigues, des douleurs assez vives sont survenues ; l'appétit a diminué et le malade, inquiet et ennuyé, a demandé à être opéré.

Opération le 22 mars. La tumeur avait augmenté de volume.

Tumeur ovoïde du volume d'un gros œuf de poule. A la partie postérieure et supérieure, on voit une petite hydrocèle. En effet, la tunique vaginale étant ouverte, la cavité renferme une cuillerée de sérosité transparente. Des brides celluleuses assez nombreuses, surtout dans la partie inférieure, unissent le feuillet viscéral au feuillet pariétal de la séreuse.

Le feuillet viscéral présente, en outre, près du bord du testicule correspondant à l'épididyme, une fausse membrane grisâtre renfermant une matière molle d'un jaune gris. A la partie antérieure du testicule se trouve l'épididyme augmenté de volume, bosselé et d'un jaune gris ; la consistance est un peu moindre que dans le reste de la tumeur. La tumeur, incisée en deux parties, présente les particularités suivantes : La coupe a une couleur d'un gris rosé, d'autant plus prononcé qu'on s'éloigne du centre de la tumeur. En effet, la surface assez lisse devient mamelonnée à la périphérie ; elle est aussi plus rose et rappelle assez bien l'aspect du testicule

Au centre, on trouve un noyau blanchatre formé de fibres et

qui a tous les caractères du tissu fibreux. De ce noyau partent des cloisons fibreuses qui séparent la tumeur en plusieurs parties inégales. Enfin, on note à 6 centimètres de la périphérie et dans toute la circonférence de la tumeur, [de petits points jaunes dont le volume varie entre celui d'une tête d'épingle et celui d'une grosse lentille. Ces points, bien délimités par un cercle vasculaire, sont composés par une matière molle, pultacée, assez semblable à la matière tuberculeuse.

Examen histologique (M. Robin). — La tumeur contient un grand nombre de cellules cancéreuses, remarquables par la grosseur de leurs noyaux. Il y a du tissu cellulaire et du tissu fibreux en grande quantité. A la périphérie, il reste quelques traces des tubes séminifères; les parties jaunes sont formées par des tissus mortifiés; on y rencontre quelques cellules cancéreuses. Dans la fausse membrane qui se trouve sur la vaginale, on trouve les éléments du cancer.

La tumeur renfermait un suc laiteux abondant.

Diagnostic : Cancer du testicule à forme squirrheuse.

OBSERVATION XIII.

Cancer du testicule, par M. Ledentu.

(Bulletins Société anatomique, 1863, p. 139).

Baudry (Ferdinand), âgé de 35 ans, né à Chauny (Aisne), entre à l'hôpital Saint-Louis, dans le service de M. Voillemier. Depuis trois mois, son testicule droit a augmenté de volume. Cette augmentation, uniforme et régulière, s'était faite soudainement et sans douleur; jamais le testicule n'avait reçu de coup. Il ne prend de repos qu'au bout de six semaines. A ce moment, la tumeur est indolente et n'était incommode qu'en raison de son poids et des tiraillements qu'elle exerçait sur le cordon, lequel était devenu douloureux, ainsi que la région de l'aîne.

Application de six sangsues. Bains de siège tièdes et cataplasmes. Pas de diminution de volume.

On pratiqua deux ponctions qui ne donnèrent issue qu'à quelques gouttes de sang.

Peu après, le malade entre à l'hôpital.

A ce moment, on voit, à la place du testicule droit, une tumeur ayant la forme d'un œuf à grosse extrémité tournée en haut, parfaitement régulière et sans bosselure, d'une consistance assez considérable, offrant à la pression une résistance élastique, indolente en tous points, excepté à l'insertion du cordon ; la peau, d'une couleur normale, était libre de toute adhérence avec cette tumeur. Deux petits ganglions roulaient sous le doigt dans le pli inguinal. Impossible de déterminer la position du testicule. La tumeur examinée à la lumière était opaque. Elle avait 28 centimètres de circonférence dans le sens vertical. Le malade disait n'avoir jamais eu d'orchite. Les poumons étaient sains. Une gibbosité existait à la région dorsale depuis quinze ans.

Etait-ce une hématocèle ou un cancer ? La régularité de la tumeur, son indolence, sa consistance uniforme faisaient croire à une hématocèle. Mais son développement rapide, la présence de deux petits ganglions dans l'aîne étaient en faveur du cancer.

Ablation pratiquée par M. Trélat ; mais une ponction fut faite préalablement et donna issue à des fragments de matière encéphaloïde.

La peau ne présentait pas d'adhérences avec les couches sous-jacentes. La tunique vaginale, intacte, ne renfermait pas d'épanchement dans sa cavité. Le canal déférent et l'épididyme étaient à leur position habituelle. La tête de l'épididyme restait parfaitement distincte du reste de la tumeur. Le testicule était refoulé excentriquement. La moitié supérieure de la tumeur était occupée par de la fibrine mêlée à du sang pur ; la moitié inférieure par de la matière encéphaloïde non mélagée à du sang. Une couche de matière semblable entourait l'épanchement sanguin située plus haut.

Dans la tumeur, on découvrit un grand nombre de gros noyaux renfermant deux ou trois nucléoles brillants appartenant au cancer nucléaire. On y constata l'existence de vaisseaux variqueux. Dans l'épanchement sanguin, occupant sa partie supérieure, on trouva de la fibrine désagrégée, des globules sanguins et de l'hématoïdine. La couche testiculaire, refoulée par la matière cancéreuse, renfermait quelques tubes séminifères intacts. On en voyait d'autres en plus grand nombre avec leurs parois conservées, mais en grande partie dépouillées de leur épithélium, et avec une diminution de calibre indiquant un état d'atrophie.

Observation XIV.

Cancer encéphaloïde du testicule, par M. Thaon.

(Bulletins de la Société anatomique, 1868, p. 150).

Un homme entra dans le service de M. Tillaux, à Saint-Antoine, pour se faire opérer d'une volumineuse tumeur du testicule droit. L'année dernière, cet homme avait séjourné à l'hôpital Saint-Louis, où on lui fit deux ponctions, suivies d'injections iodées pour une hydrocèle énorme du même côté. Depuis cette époque, le testicule, qui alors avait paru sain, augmenta de volume, devint douloureux, et fut peu à peu remplacé par une tumeur considérable remontant vers le cordon. L'ablation de cette tumeur fut faite par M. Tillaux.

En disséquant la pièce, on voit un kyste séreux dans le cordon, entre deux masses cancéreuses qui s'y sont développées. Le testicule est dégénéré en totalité, et on reconnaît là un cancer encéphaloïde avec kystes sanguins et foyers hémorrhagiques. Le microscope montra, au milieu des grosses cellules du cancer, de petites masses de la substance phymatoïde de Lebert.

Observation XV.

Cancer primitif du testicule. Tumeurs cancéreuses secondaires du duodénum, du foie et du poumon droit. Périnéphrite et altération du rein droit (Résumée).

Par M. Porak.

(Bul. Soc. anat., 1876, p. 178).

X..., 31 ans, entre à l'hôpital Beaujon, dans le service de M. Moutard-Martin, le 3 janvier 1876. C'est un homme robuste, peu intelligent, ne donnant pas de renseignements suffisants sur ses antécédents. Il jouissait d'une bonne santé. Il a cependant une énorme tumeur testiculaire, dont il fait remonter le début en 1870, mais qui ne l'a jamais préoccupé.

Depuis deux ou trois mois, il a présenté quelques symptômes qui l'ont forcé à suspendre son travail : frissons, vomissements bilieux, malaise général, perte d'appétit, douleurs lombaires.

Boursier. 8

Il se décida à entrer à l'hôpital Beaujon, le 3 janvier.

A son entrée, nous lui trouvons le visage pâle et maigre, perte d'appétit, faiblesse excessive, mais aucun trouble circulatoire, respiratoire et digestif. Il ne se plaint que d'une douleur persistante dans la région lombaire.

De plus, il a au testicule droit une tumeur considérable et lourde, sans épanchement dans la vaginale. Cette tumeur est dure et l'on sent en quelques points des nodosités qui ont la consistance du cartilage. Pas de douleurs à la pression. Nous pensons avoir affaire à un enchrondrone.

Quant au diagnostic de l'affection pour laquelle il vient demander des soins, il est difficile de le fixer avec netteté. On met le malade en observation.

L'état de ce malade ne présente aucune modification. Une semaine après son entrée, ses deux membres inférieurs deviennent le siége d'un œdème considérable. Pas de bouffissure au visage, pas d'albumine dans les urines. Pâleur de la face. Bruit de souffle au premier temps et à la base du cœur. Les urines sont peu abondantes.

Le 17 janvier, la quantité d'urine rendue augmente brusquement. L'œdème diminue. Il se développe une circulation collatérale des veines abdominales.

Dans les premiers jours de février, l'appétit devient meilleur. Il existe de la bronchorrhée.

Vers le 12 ou le 14, l'état du malade empire brusquement et sans cause déterminée. Maigreur excessive, yeux excavés, pommettes saillantes; les muscles releveurs des lèvres font saillie pendant les contractions de la bouche. Circulation complémentaire très marquée.

Mort après une longue agonie le 20 février.

Autopsie le 21. — Injection vive de l'intestin. Peu de liquide dans la cavité péritonéale. La partie inférieure de l'intestin grêle se trouve englobée dans une vaste tumeur, appliquée à la partie supérieure de la portion lobaire et à la partie inférieure de la portion dorsale de la colonne vertébrale.

Le mésentère congestionné contient entre ses deux lames de très nombreux ganglions volumineux et tuméfiés.

La prostate, l'urèthre et le testicule gauche sont sains.

Testicule droit. Les feuillets de la vaginale sont épaissis et forment à la tumeur un revêtement d'un blanc éclatant, d'aspect net-

tement fibrineux, épais d'un demi-centimètre. La cavité vaginale
n'existe pas, on n'en trouve plus que des portions, sous forme de
kystes peu nombreux et peu volumineux contenant dens leur intérieur une sérosité transparente, citrine, analogue au liquide de
l'hydrocèle ; mesurée sur une coupe longitudinale, nous trouvons
que le grand diamètre de cette tumeur est de 10 cent. Le tissu normal se trouve remplacé par un tissu fibroïde dense, criant sous le
scalpel, formé de fibres enchevêtrées et limitant des trabécules
très fines. En certains points, la dégénéressence plus avancée se
présente sous forme de petits îlots jaunâtres. Les nodosités qui
nous avaient fait penser pendant la vie à un enchondrome du testicule sont constituées par un épaississement très considérable
des feuillets adhérents à la vaginale, dont l'épaisseur dépasse 1 centimètre en certains points.

Par la pression et par le grattage de la coupe, on peut recueillir
sur la lame d'un bistouri un peu d'un ichor, d'ailleurs peu abondant. Ce liquide renferme des cellules caractéristiques du carcinome, cellules volumineuses, inégales, contenant un ou plusieurs
noyaux très nets.

La tumeur appliquée contre la colonne vertébrale est constituée
par une hyperplasie conjonctive qui enveloppe différents organes :

1° Ganglions cancéreux volumineux;

2° La 3ᵉ portion du duodénum et le commencement de l'intestin
grêle ;

3° Le pancréas ;

4° Le rein gauche par son hile seul ;

5° Le rein droit ;

6° L'uretère droit ;

7° L'aorte et la veine-cave inférieure un peu au-dessous des mé-
sentériques, jusqu'à leur bifurcation.

On trouve des noyaux cancéreux:

1° Dans le foie ;

2° A la base du poumon droit.

OBSERVATION XVI.

Carcinome du testicule, par M. Letulle.

(Extrait des Bulletins de la Société anat., 1876, p. 203).

B... V..., 55 ans, maréchal-ferrant, entre le 11 mars 4876 à la Charité (service de M. Trélat). Un jour, en sautant sur un cheval, il y a dix ans, cet homme fit un effort violent et se froissa le testicule ; la douleur causée par cet accident dura une huitaine de jours.

Trois ans seulement après cet accident, le malade s'aperçoit pour la première fois que le testicule droit était un peu plus considérable que le gauche. Pendant trois ans il n'y a pas de modification appréciable dans le volume du testicule. Il y a quatre ans apparaissent des accès d'asthme, et le malade croit voir son testicule diminuer et reprendre ses dimensions normales. Bientôt le testicule augmente de nouveau, mais cette fois d'une manière lente et progressive, et en deux ans acquiert la moitié du volume qu'il présente aujourd'hui. Il y a un an environ la tumeur se met à prendre une marche rapide, des douleurs violentes se montrent, passagères au début, bientôt plus rapprochées. Ces douleurs sont sourdes, continues, partent de la région antéro-inférieure, de la masse testiculaire, irradiant dans l'aine et la région dorso-lombaire droite. Ces douleurs durent pendant trois ou quatre jours et cessent pendant trois à quatre semaines ; ce sont des véritables accès. Fait intéressant à noter, les accès d'asthme cessent toujours absolument au moment où les douleurs testiculaires irradiées se montrent. Fatigué de ces crises douloureuses, inquiet de l'accroissement progressif de la tumeur, le malade entre à l'hôpital pour se faire opérer.

Etat actuel. — Homme maigre, encore vigoureux et assez bien musclé, porte dans le scrotum, à droite, une tumeur absolument mobile sous les téguments qui la recouvrent, sillonnés de veines violacées et sinueuses. Considérée dans son ensemble, la tumeur offre une forme assez régulièrement sphérique, un peu aplatie, toutefois transversalement. Son poids est considérable et le malade est obligé de la soutenir en marchant ; son grand diamètre vertical mesure 13-14 centimètres, son diamètre transversal 8-10 centimètres.

Les sensations fournies par un palper méthodique sont fort dif-férentes suivant les diverses régions de cette tumeur : la partie la plus élevée de la face externe et la portion correspondante du bord antérieur sont le siége d'une élasticité rénitente, due évidemment à la présence d'un liquide épanché dans la vaginale.

Mais sur la moitié inférieure de la face et du bord mentionnés, à cette sensation de liquide fluctuant vient par places se substituer une consistance dure, résistante, presque ligneuse. On délimite ainsi dans cette région une sorte d'îlot solide et dur, large de 2 cen-timètres carrés au plus, envoyant deux prolongements, et autour duquel on retrouve l'élasticité et la fluctuation constatées plus haut. Le bord antérieur en bas devient tout à fait dur, et la pres-sion éveille en ce point une douleur vive. C'est de cette région que partent d'ailleurs les douleurs irradiées. La face interne est dure et non dépressible. Le bord postérieur, dans toute son étendue, est légèrement bosselé et d'une consistance très solide. Le canal déférent paraît se détacher de ce bord au niveau de son quart supérieur ; c'est une corde dure, arrondie, bosselée à son ori-gine, plus grosse et plus sensible que du côté gauche. Transpa-rence dans la moitié supérieure et antérieure de le face externe, opacité dans le reste de la tumeur.

L'état général du malade est bon. Cenpendant il y a souvent des palpitations et de la dyspnée, en dehors même des accès d'asthme. Les battements cardiaques sont énergiques, on trouve par instants un dédoublement très nèt du deuxième bruit à la base, sans bruit de souffle.

De plus, matité localisée dans les poumons et signes d'atrophie musculaire progressive.

Comme antécédents, son père est mort alcoolique. Pas de sy-philis.

13 mars. Ponction de la vaginale au-dessus de la bride vaginale décrite plus haut, on ne vide que la partie correspondante de vaginale. Deuxième ponction au-dessous de la bride, on retire en tout 100 grammes d'un liquide citrin, parfaitement clair et non sanguinolent.

Le 14. L'épanchement s'est reproduit presque aussi abondant.

Le 15. Castration, amputation du pédicule avec l'anse galvano-caustique ; mais la section se fait trop rapidement. M. Trélat jette au-dessus de l'eschare un fil à ligature et serre en masse les éléments du cordon.

Examen de la tumeur. — La tumeur enlevée offre les dimensions constatées avant l'opération. Elle est bridée dans son enveloppe, car sur une coupe antéro-postérieure elle fait immédiatement saillie au-dessus des bords de l'incision. La vaginale est épaissie, dure et solide ; cloisonnée par une bande fibreuse qui part du néoplasme et soude les deux feuillets de la vaginale dans une étendue de 2 centimètres environ, elle est divisée en deux cavités qui paraissent distinctes. La cavité vaginale contient du liquide séro-sanguinolent et quelques caillots récents tapissent ses parois.

Le néoplasme a totalement envahi et transformé la glande testiculo-épididymaire dont on ne retrouve plus trace. Sur cette coupe on aperçoit de grosses masses roses pâles, irrégulièrement lobées, et séparées aussi par des tractus d'aspect fibreux, plus durs et plus déprimés que la substance interposée. Quelques petits foyers hémorrhagiques tranchent par leur couleur vive sur l'aspect terne et pâle du tissu néoplasique ; par places on aperçoit, irrégulièrement dessinées, des grosses masses jaunâtres, où le néoplasme a commencé à subir la dégénérescence granulo-graisseuse. Ces masses tranchent sur la tumeur par la coloration d'un jaune or clair au moment de la coupe, par leur aspect grenu, et par leur surface plane qui reste déprimée au-dessous des lobes de la tumeur. La plus large de ces plaques jaunâtres occupe la moitié inférieure de la tumeur, et n'a pas moins sur la coupe de 4 centimètres de hauteur.

Dans la moitié supérieure de la tumeur, dans la partie la plus postérieure de cette moitié, l'aspect du néoplasme change, c'est un riche réseau de taches blanchâtres nacrées et brillantes qui s'entrecroisent dans tous les sens et limitent des aréoles où le néoplasme est constitué par une substance d'un gris rosé pâle. C'est en ce point que la consistance de la tumeur est la plus dure ; le canal déférent quitte la masse en haut du bord postérieur. L'examen histologique, fait par M. Malassez, a montré qu'il s'agissait d'un carcinome.

Observation XVII.

Sarcome (?) du testicule.

(Recueillie par mon ami Largeau, externe du service).

Pierre Hue, maçon, 37 ans, couché au n° 13, salle Saint-Côme, est entré le 22 août 1879 pour une tumeur des bourses.

Pas de syphilis, ni d'antécédents pathologiques importants. Il raconte que pendant une promenade à cheval il s'est froissé violemment le testicule gauche, mais la douleur n'a pas été assez vive pour l'obliger à descendre. Il a pu pendant quelques jours continuer encore à travailler. Mais dix jours après, il a été obligé de se coucher, la bourse gauche était rouge, grosse, très sensible. Après quinze jours de séjour au lit, le gonflement a disparu ainsi que les douleurs, mais le testicule est devenu dur dans les 2/3 supérieurs, et à ce niveau il y avait une légère pression à la douleur.

Il y a six mois environ, après un travail pénible, Hue a recommencé à souffrir. Le testicule est redevenu de nouveau volumineux et sensible.

Etat actuel. La bourse gauche, de coloration normale, est le siège d'une tumeur régulière en forme de gourde, se prolongeant dans le trajet inguinal jusqu'à son orifice supérieur.

Cette tuméfaction est manifestement formée par du liquide, elle est lisse, dure, rénitente, il y a même de la fluctuation très manifeste entre les deux parties de la tumeur, celle qui est dans le scrotum et celle qui est dans le canal inguinal. Dans la partie postérieure et inférieure de la tumeur, sur une étendue occupant les deux tiers de la tumeur testiculaire, on sent une plaque lisse, dure, élastique, de consistance cartilagineuse. La transparence est manifeste partout, sauf en ce dernier point.

Nulle part la pression ne provoque de douleur.

Prostate un peu dure, un peu volumineuse, non bosselée.

Son état général est mauvais, face très pâle. Amaigrissement rapide depuis trois mois.

25 août. Ponction avec un petit trocart. Il sort 400 grammes de liquide citrin jaunâtre, contenant en assez grande quantité des

paillettes de cholestérine. Après avoir vidé la vaginale on voit qu'une large coque épaisse, lisse, de consistance cartilagineuse, à bords arrondis et irréguliers, englobe le testicule. Celui-ci est reconnaissable à la partie antéro-supérieure de la tumeur en déprimant une assez large couche de liquide. Il est dur et volumineux.

Le 26. Le malade a été soulagé par la ponction. Une assez grande quantité de liquide s'est reproduite.

Le 27. La reproduction du liquide continue.

8 septembre. M. Bouilly, qui remplace M. Cusco, flottant entre le diagnostic de tubercules de testicule et de sarcome, hésitait à pratiquer la castration, lorsqu'il trouve dans l'abdomen une masse arrondie volumineuse, située au devant de la colonne lombaire et qui semble formée de ganglions dégénérés. Ces ganglions indiquent que l'on a affaire à un sarcome, diagnostic auquel s'arrête M. Bouilly et contre-indique toute opération.

Le 16. La tumeur testiculaire et la tumeur ganglionnaire augmentent assez rapidement. L'épanchement vaginal disparaît.

Le malade sort le 28 septembre.

OBSERVATION XVIII.

Sarcome du testicule.

(Recueillie et communiquée par notre excellent collègue et ami,
M. Brocq, interne du service).

Chevallier (Jérôme), âgé de 29 ans, entre le 2 septembre 1879, à La Charité, salle Sainte-Vierge, n° 42, service de M. le professeur Gosselin remplacé par M. Berger.

Cette homme d'aspect vigoureux est porteur d'une tumeur volumineuse du testicule droit. Il y a deux ans, en faisant ses vingt-huit jours, il avait, dit-il, déjà [remarqué l'existence d'une petite boule sur ce testicule, mais c'est surtout depuis quatre ou cinq mois qu'elle s'est développée rapidement, sans avoir du reste jamais provoqué de douleurs.

La peau, un peu rouge, est saine et glisse absolument sur les parties profondes. Dans la vaginale, hydrocèle du volume moyen qui se révèle par de la fluctuation et de la transparence. Au-dessous de la couche liquide, on arrive sur une tumeur arrondie, sans

bosselures, lisse, fort dure, sans aucun point fluctuant ou douloureux. Le cordon paraît sain. L'autre testicule, la prostate et les vésicules séminales sont indemnes.

Le malade ne présente aucun antécédent pathologique personnel
ou héréditaire. Bien qu'il nie toute syphilis, il est soumis à un traitement par l'iodure de potassium, lequel du reste n'amène aucune
amélioration. La tumeur, au contraire, augmente rapidement.
M. Berger diagnostique un sarcome du testicule et décide la castration.

Elle a eu lieu le 11 septembre. Anesthésie au chloroforme. Le
chirurgien pratique le long du cordon une incision intéressant le
scrotum dans une longueur de 8 à 10 centimètres au moins. Le
cordon est chargé sur une sonde cannelée, les vaisseaux sont
dissociés et les artères sont sectionnées entre deux ligatures de
catgut. La tumeur est ensuite facilement énuclée. L'incision de
la vaginale laisse écouler de 100 à 150 grammes de liquide clair
citrin analogue au liquide de l'hydrocèle simple. La tunique vaginale est épaissie, indurée, fibreuse, elle présente sur la face cavi-
taire de nombreuses arborisations vasculaires. Son épaisseur décide M. Berger à l'enlever dans son entier.

La tumeur est du volume du poing, le testicule et l'épididyme
sont méconnaissables, remplacés par une masse de tissu à peu près
uniformément dur, sauf un point très ramolli situé en arrière.

A la coupe, elle est formée de tissu blanchâtre lardacé, de consistance à peu près uniforme, peu vasculaire. L'histologie a démontré qu'il s'agissait d'un sarcome. Le cordon était absolument
sain.

Pansement de Lister, avec une suture et deux drains.

14 septembre. Le malade va bien. Sa température sauf le 14 au
soir (39°4) est restée au-dessous de 39°. La plaie suppure abon-
damment.

Le quatrième jour, on coupe les fils de suture qui sont enlevés
le sixième jour. La plaie suppure dans toute son étendue.

Le 17. Rougeur avec gonflement douloureux de la jambe
gauche. Il y a une légère phlébite superficielle.

Le 15. La plaie est cicatrisée, mais l'état général est moins bon.
Le malade maigrit et s'affaiblit un peu.

Il est facile de constater une masse ganglionnaire au-devant de
la colonne lombaire, qui n'existait pas au moment de l'opération.

Elle semble causée par une récidive ganglionnaire du sarcome. La cicatrice est absolument saine et souple.

Le malade sort quelques jours après.

OBSERVATION XIX.

Myxome du testicule (diagnostiqué hématocèle vaginale).
Par M. Brun.

(Extrait des Bulletins de la Société anatomique, 1878, p. 523).
(Résumée).

C..., âgé de 17 ans, libraire, entre le 2 décembre 1878 dans le service de M. le professeur Trélat.

Ce malade présente pour tout antécédent des manifestations scrofuleuses pendant son enfance. Depuis, sa santé a été bonne. Au mois d'octobre dernier il est survenu sans cause appréciable un gonflement de la moitié gauche du scrotum, absolument indolent, sans altérations ni adhérence de la peau.

Pendant le mois de novembre la tumeur, qui avait progressé assez lentement jusque-là, double de volume très rapidement (en 24 h.) sans amener de retentissement douloureux.

Un médecin consulté diagnostique une hydrocèle et l'envoie à l'hôpital.

2 décembre. A son entrée, il porte dans la moitié gauche du scrotum une tumeur du volume des deux poings. La peau très vascularisée n'est nulle part adhérente. La surface de la tumeur est régulière, lisse, présente un seul point saillant en arrière et en bas. Pas de ganglions. La tumeur très pesante est fluctuante dans toute son étendue, mais nulle part transparente.

M. Trélat diagnostique une hématocèle vaginale et on pratique le drainage. Il ne s'écoule aucun liquide. Alors ponction exploratrice : il sort quelques gouttes de liquide visqueux.

Deux jours après, douleurs très vives, frissons, inflammation très intense de la tumeur. Œdème du scrotum.

Le 10. Amaigrissement rapide. Température entre 39°5 et 40°. La tumeur est tendue ; incision profonde pour débrider : on tombe sur une masse gélatiniforme.

Le.14. *Castration.* Opération facile. Ligature séparée des vaisseaux du cordon. Pansement de Lister. Guérison rapide.

La tumeur a été fendue suivant le grand axe. On ne trouve aucune trace du testicule ni de l'épididyme. La tumeur est formée par une masse de tissu très mou, d'aspect gélatineux, partout uniforme, et cette constitution explique la fluctuation constatée.

L'examen histologique pratiqué par M. Rémy, chef du laboratoire de clinique de la Charité, a démontré qu'il s'agissait d'un myxome.

L'observation ne mentionne pas l'état de la vaginale. Notre excellent ami Brun a bien voulu de vive voix compléter nos renseignements à ce sujet. Il n'a pas été possible de retrouver trace de cette séreuse. Tous les tissus sauf la peau parfaitement saine étaient envahis par la production pathologiqne. La coque de la tumeur ne présentait pas cet aspect fibreux solide qui caractérise les tuniques vaginales épaissies et enflammées.

CONCLUSIONS.

1° Ainsi que tendent à le démontrer, la nature et la composition du liquide souvent, l'état de la séreuse vaginale presque toujours, l'hydrocèle symptomatique des tumeurs du testicule est le plus souvent le résultat d'un processus inflammatoire,

2° La vaginalite séreuse qui lui donne naissance n'est qu'une des formes de l'inflammation que les tumeurs peuvent provoquer dans cette séreuse.

3° La marche et le siège des tumeurs ont plus d'influence sur la production de la vaginalite que la nature même de ces tumeurs.

4° Les tumeurs malignes à marche rapide semblent causer plus souvent une vaginalite adhésive avec ou sans épanchement enkysté qu'une hydrocèle libre.

5° Les tumeurs occupant l'épididyme et le testicule ou l'épididyme seul, réagissent plus souvent et plus rapidement sur la tunique vaginale que celles qui sont limitées à la glande elle-même.

6° L'hydrocèle symptomatique n'est jamais un signe pathognomonique de la nature des tumeurs, quelquefois seulement un signe important.

INDEX BIBLIOGRAPHIQUE

A. — Hydrocèle.

Bulletins de la Société anatomique :
Observations de MM.:
BLOT. — P. 105, 1847.
DIMAY. — P. 97, 1848.
MIGNOT. — P. 192, 1848.
BOUTEILLIER. — P. 258, 1848.
DUHAMEL. — P. 206, 1849.
ANDRÉ. — P. 190, 1851.
ROMBEAU. — P. 71, 1854.
FOUCHER. — P. 6, 1856.
LAUNAY. — P. 365, 1861.
REVERDIN. — P. 669, 1867.
CHAILLIER. — P. 236, 1868.
BOURDILLAT. — Hydrocèle enkystée du testicule, p. 309, 1868.
MALASSEZ. — Hydrocèle de la tunique vaginale, p. 31, 1870.
LANDOUZY· — Hydrocèle, ponctions, adhérence, p. 97, 1873.
MARCHANT. — Dépôts sur la tunique vaginale, p. 31-327, 1875.
BULTEAU. — Vaginalite tuberculeuse, p. 747, 1875.
GAILLARD. — Hydrocèle enkystée de l'épididyme, p. 37, 1877.
BRISSAUD. — Double hydrocèle chez un vieillard, 1878, p. 159.
DESPRÈS. — Hydrocèle et kyste de l'épididyme. Communicat. id., 1878
    p. 508.

Benj. ANGER. — Hydrocèle et kyste spermatique. Gazette des hôpitaux
    27 mai 1875.
BÉRAUD. — Anatom. path. de l'hydrocèle. Archives générales de mé-
    decine, 5ᵉ série, t. VII, p. 760.
CHOLLET. — Recherches sur l'étiologie de l'hydrocèle. Thèse de Paris
    1879.
DUPLAY et MAROT. — Hydrocèle enkystée du testicule coïncidant avec
    une orchi-épididymite. Progrès médical, 1876, nº 10.

FIFIELD. — Hydrocèle. Ponction. Incision. Pansement de Lister et gangrène scrotale. Boston medical and Surgical journal, 15 novembre 1877.

FROST. — Hydrocèle. Rupture traumatique. The La ncet, vol. II, p. 843 1876.

GERDY. — Considérations pratiques sur l'hydrocèle et le sarcocèle. Arch. gén. de médecine, 3e série, t. I, p. 57.

GERDY. — Hydrocèles enkystées. Arch. génér. de médecine, 3e série, t. VIII, p. 107.

GOSSELIN. — Fausses membranes vaginales. Arch. gén. de médecine, 4e série, t. XXVII, pp. 5, 295, 386.

De SAINT-GERMAIN. — Art. Hydrocèle du nouveau Dictionnaire de méd. et de chir. pratiques.

LABAT. — Hydrocèle congénitale. Etiologie et traitement. Thèse de Paris, 1877.

LANNELONGUE. — Considérations sur l'anatomie pathologique des hydrocèles. Société de chirurgie, séance du 31 juillet 1873.

LOBIT. — Etiologie et traitement de l'hydrocèle vaginale. Thèse de Paris, 1873.

MARIMON. — Anatomie pathologique des grosses hydrocèles. Thèse de Paris, 1874.

MÉHU. — Liquides de l'hydrocèle. Arch. génér. de médecine, 6e série, t. XXV, p. 527.

NICAISE. — Translucidité totale de l'hydrocèle. Gazette médicale de Paris, 1875, p. 237.

PANAS. — Mémoire sur l'hydrocèle. Archiv. générales de médecine, 1872, janvier.

RAMOS DE FONSECA. — Considérations générales sur les hydrocèles vaginales de l'adulte. Thèse de Paris, 1875.

SÉDILLOT. — Hydrocèle spermatique. Archiv. générales de médecine, 5e série, t. I, p. 349.

CH. STEELE. — Hydrocèle volumineuse développée autour d'un testicule ectopié. The Lancet, 1875, 18 févr., p. 233.

TERRILLON et SCHWARTZ. — Orchite et vaginalite. Gazette médicale de Paris, août 1879.

VETAULT. — Considérations étiologiques sur l'hydrocèle des adultes. Thèse Paris, 1872.

VELPEAU. — Art. Hydrocèle, Dictionnaire en 30 vol. Paris.

VIGUIER. — Hydrocèle des pays chauds. Progrès médical, 27 octobre 1877.

B. — Tunique vaginale et vaginalites.

Bulletins de la Société anatomique :
LEBERT. — Corps étrangers de la vaginale, 1852, p. 82.
NÉLATON. — Corps fibreux libres dans la vaginale, 1857, p. 118.
DAMASCHINO. — Corps étrangers de la vaginale, 1864, p. 487.
RENAUT. — Vaginalite chronique, 1871, p. 182.
GIRARD. — Vaginalite chronique, 1872, p. 281.
PITRES et MARCANO. — Tumeur des bourses, 1874, p. 545.
LETULLE. — Vaginalite suppurée, 1875, p. 109.

C. — Tumeurs du testicule en général.

Bulletins de la Société anatomique :
PIGNÉ. — Transformation fibreuse du testicule, 1847, p. 231.
DUFOUR. — Atrophie des testicules, 1853, p. 352.
GODARD. — Abcès du testicule, 1854, p. 135.
L. LEFORT. — Tumeur du testicule, 1856, p. 22.
ROCQUES. — Tnmeur du testicule, 1856. p. 98.
GUYON. — Tumeur de nature inconnue, 1857, p. 31.
LÉVY. — Tumeur testiculaire, 1863, p. 85.
FOUILLOUX. — Tumeur du testicule, 1870, p. 34.
COLLETTE. — Tumeur du testicule, 1870, p. 414.

BŒCKEL. — Obs. d'inclusion testiculaire. Rapport de Verneuil. Bulletins de la Société de chirurgie, 1878, p. 302. Analysée in Revue des sciences médicales, t. XIII, p. 468.
W. GUEST. CARPENTER. — Dégénérescence calcaire du testicule gauche. The Lancet, 1874, t. I, p. 297.
CURLING. — Traité des maladies du testicule, annotations du professeur Gosselin, 1857.
A. DESPRÈS. — Diagnostic des tumeurs du testicule. Thèse de Paris, 1861.
S. DUPLAY. — Cliniques de l'hôpital Saint-Antoine, 1877.
— Cliniques de l'hôpital Saint-Louis, 1878.
GOSSELIN. — Tumeur chronique du testicule chez un enfant de 16 ans. Leçon clinique, in France médicale. 24 mars 1875.
— Cliniques chirurgicales de la Charité, 3e édition, 1879.
HOLMES. — A system of surgery. London, 1871, 2e édition, t. V.

LANNELONGUE. — Tumeur du testicule traitée et guérie par la ligature de l'artère spermatique, in Gazette des hôpitaux, 1875, p. 25.

MALGAIGNE. — Hernie traumatique du testicule. Archives générales de médec., 4ᵉ série, t. XVI, p. 114.

HOWARD MARSH. — Ablation d'une tumeur du testicule chez un enfant. The Lancet, 6 mars 1875.

NÉLATON. — Poids spécifiques des tumeurs du testicule. Arch. génér. de médec., 5ᵉ série, t. X, p. 378.

NEPVEU. — Contribution à l'étude des tumeurs du testicule, 2ᵉ édition. Paris, Delahaye, 1875.

OSBORN. — Observations des maladies du testicule. The Lancet, 1878. Analysé in Revue des sciences médicales, vol. XIV, p. 291.

PITHA et BILLROTH. — 3ᵉ vol., 2ᵉ partie.

WALTER RIVINGTON. — Sur quelques cas de castration pour tumeurs du testicule. The Lancet, 1877, vol. I, p. 489.

SMITH. — Dépôts fibrineux du testicule. Arch. générales de médecine, 3ᵉ série, t. IX, p. 212.

—   Castration et cautérisation du cordon. The Lancet, 1878, vol. I, p. 274.

TALAVERA. — Histologie de quelques tumeurs du testicule. Thèse de Paris, 1879.

U. TRÉLAT. — Diagnostic des tumeurs du testicule. Progrès médical, 20 janvier 1877.

VERNEUIL. — Inclusions fœtales du testicule, in Arch. génér. de méd., 1855.

D. — Kystes du testicule et de l'epididyme.

Bulletins de la Société anatomique

BROCA. — Kyste séreux de l'épidididyme, 1851, p. 393.

—   Kyste du testicule, 1852, p. 184.

MARCÉ. — Kyste spermatique, 1855, p. 238.

FOUCHER. — Kyste de l'épididyme, 1856, p. 20.

PANAS. — Kyste spermatique. 1857, p. 387.

COULON. — Kyste de l'épididyme, 1858, p. 133.

REVERDIN. — Kyste de l'épididyme, 1867, p. 669.

RECLUS. — Kyste de l'épididyme, 1875, p. 266.

J. DAVE. — Kyste testiculaire double. France médicale, 20 janvier 1875.

DELHAYE. — Hématocèle enkystée de l'épididyme. Thèse de Paris 1877.

GOSSELIN. — Mémoire sur les kystes de l'épididyme. Arch. gén. de méd. 4e série, t. XVI, p. 24 et 163.

MARCÉ. — Des kystes spermatiques. Thèse de Paris, 1856.

PÉITARY. — Spermatocèle kystique. Arch. de Langenbeck, 1874. Analysé in Arch. gén. de méd., 1874, 6e série, t. XXIV, p. 237.

E. — Orchites chroniques et fungus bénin.

Bulletins de la Société anatomique :

ALBY. — Orchite chronique, 1852, p. 27.

NEGRIÉ. — Orchite chronique, 1862, p. 220.

BLACHE. — Orchite chronique, 1865, p. 96.

OLIVIER. — Fungus bénin, castration, 1867, p. 719.

JARJAVAY. — Fongus bénin du testicule, 1850, p. 150.

NOTTIN. — Fongus du testicule, 1866, p. 356,

B. ANGER. — Orchite spontanée avec mortification du testicule. France médicale, 1876, n° 36.

P. BAZY. — Epididymite avec vaginalite, œdème des organes génitaux. Gazette médicale de Paris, 1877, p. 290.

BÉRAUD. — Orchite varioleuse. Arch. génér. de méd., 5e série, t. XIII p. 274.

H. DELOME. — De l'orchi-épididymite prétendue par effort. Thèse de Paris, 1877.

J. GAY. — De l'orchite. The Lancet, 19 janvier 1876, p. 276.

GALESCO. — De l'orchite chronique. Thèse de Paris, 1877.

JARJAVAY. — Du fungus du testicule. Arch. génér. de médec., 4e série, t. XX, p. 129.

MACNAMARA. — Ponctions du testicule dans l'orchite, 13 observations. The Lancet, 1877, vol. I, p. 50.

RECLUS. — De l'orchite chronique, in thèse de Paris, 1877, sur le tubercule du testicule.

F. — Testicule syphilitique

Bulletin de la Société anatomique :

CORNIL. — Gommes du testicule et du poumon, 1861, p. 440.

DRON. — De l'épididymite syphilitique. Arch. gén. de méd., 1863.

BALME. — De l'épidididymite syphilitique. Thèse de Paris, 1876.

Boursier.   9

S. **Duplay**. — Sarcocèle syphilitique. Diagnostic des tumeurs du cordon. France médicale, 1876, n° 23.

Fournier. — Sarcocèle syphilitique. Mouvement médical, 1874, n°ˢ 41, 42, 43, 44, 46.

Hutchinson. — Testicule syphilitique. Medical Times and Gazette, 1878, vol. II, p. 707.

Hutinel. — Lésions syphilitiques du testicule chez les enfants. Revue mensuelle, février 1878.

Reynier. — Sarcocèle gommeux. Arch. gén. de méd., avril 1879.

Rollet. — Sarcocèle fongueux syphilitique. Arch. gén. de médecine 5ᵉ série, t. XXXIII, 1859.

Marc **Sée**. — Fongus syphilitique double, guérison. Gazette hebdomadaire, 25 avril 1879.

G. — Tubercules du testicule.

Bulletins de la Société anatomique :

Notta. — Tubercule du testicule, 1847, p. 95.

Alph. **Robert**. — Tubercule du testicule, 1847, p. 350.

Lebert. — Tubercule du testicule, 1851, p. 375.

Parmentier. — Tubercule du testicule, 1852, p. 129.

Potin. — Tubercule du testicule, 1852, p. 214.

L. **Blin**. — Tubercule du testicule, 1853, p. 240.

Broca. — Tubercule du testicule, 1853, p. 240.

Denucé. — Tubercule du testicule, 1854, p. 162.

Godard. — Tubercule du testicule, 1855, p. 428.

Foucher. — Tubercule du testicule, 1856, p. 343.

Siredey. — Tubercule du testicule, 1859, p. 334.

Témoin. — Tubercule du testicule, 1859, p. 2.

Bailly. — Tubercule du testicule, 1860, p. 214.

Guyon. — Tubercule du testicule, 1860, p. 247.

Louvet. — Tubercule du testicule, 1865, p. 508.

Boucheron. — Epididymite caséeuse, 1873, p. 77.

Mouchet. — Tuberculose testiculaire, 1867, p. 110.

Thorens. — Tuberculose testiculaire, 1872, p. 234.

Marchaut. — Testicule tuberculeux, 1875, p. 88.

Feré. — Tuberculose génitale, 1877, p. 501.

L. **Carrié**. — Tubercule du testicule, 1878, p. 322.

Barnier. — Tubercule du testicule. Thèse de Paris, 1873.

Malassez. — Tubercules du testicule, in Archives de physiologie, 1876.

NICAISE. — Tubercule du testicule avec hydrocèle. Gazette médicale de Paris, 1873, p. 437.

P. OCKINCZIK. — Tubercule du testicule. Thèse de Paris, 1873.

P. RECLUS. — Du tubercule du testicule. Thèse de Paris, 1876.

RICHET. — Abrasion et Castration du tubercule du testicule. Union médicale, 22 novembre 1877.

SALLERON. — Tuberculose génitale. Arch. gén. de méd., 1869, 6e série, t. XIV, p. 19.

SAVORY. — Relation du tubercule avec quelques autres affections testiculaires. The Lancet, 30 janvier 187g.

H. — Enchondrome du testicule.

Bulletins de la Société anatomique :

JOUON. — Enchondrome du testicule, 1859, p. 161.

E. CRUVEILHIÉR. — Enchondrome du testicule avec kyste hématique, 1873, p. 329.

MAUNOIR. — Enchondrome du testicule, 1873, p. 769.

ZAMBIANCHI. — Enchondrome du testicule, 1874, p. 592.

ADAM. — Enchondrome du testicule. Th. de Paris, 1874.

POINSOT. — Contribution à l'histoire clinique des tumeurs du testicule. Progrès médical, 13 juillet 1878.

PONCET. — Chondro-sarcome de l'épididyme. Lyon médical, 1877 p. 224.

ROBIN et ORDONNEZ. — Tumeurs mixtes et cartilagineuses du testicule. Arch. gén. de méd., 5e série, t. VIII, p. 473.

I. — Cancer du testicule.

Bulletin de la Société anatomique :

FAURATIER. — Testicule cancéreux, 1843, p. 22.

LEBERT. — Testicnle cancéreux, 1843, p. 81.

CASTELNAU. — Testicule cancéreux, 1843, p. 172.

FANO. — Testicule cancéreax, 1845, p. 172.

MACQUET. — Testicule cancéreux, 1848, p. 28.

LEBERT. — Testicule cancéreux, 1851, p. 374.

LETIXERANT. — Testicule cancéreux, 1852, p. 30.

DUBREUIL. — Testicule cancéreux, 1852, p. 258.

ZAMBACHO. — Testicule cancéreux, 1852, p. 465.

DOLBEAU. — Squirrhe du testicule, 1853, p. 172.

Bidard. — Cancer du testicule, 1853, p. 345.
Godard. — Cancer du testicule, 1855, p. 548.
Charnal. — Cancer du testicule, 1855, p. 154.
Rouyer. — Cancer du testicule, 1857, p. 8.
Michel. — Cancer du testicule, 1858, p. 486.
Delaunay. — Cancer du testicule, 1860, p. 273.
Chalvet. — Cancer du testicule, 1860, p. 265.
Gouraud. — Cancer du testicule, 1861, p. 110.
Lallemand. — Cancer du testicule, 1862, p. 233.
Ledentu. — Cancer du testicule, 1863, p. 139.
Carrière. — Cancer du testicule, 1864, p. 98.
Raymond. — Cancer du testicule, 1868, p. 62.
Thaon. — Cancer du testicule, 1868, p. 150.
Muron. — Cancer du testicule, 1868, p. 443.
Rendu. — Cancer du testicule, 1876, p. 385.
Challand. — Cancer du testicule, 1871, p. 48.
Moutard-Martin. — Testicule cancéreux, p. 1876, p. 96.
Herpin. — Carcinome du testicule, 1876, p. 130.
Porack. — Carcinome du testicule, 1876, p. 173.
Letulle. — Carcinome du testicule, 1876, p. 203.

Depaul. — Cancer du testicule chez un enfant de 10 mois. In Bulletin
    Societe de chirurgie, 1876, t. II, n° 5, p. 382.
Nepveu. — Squirrhe du testicule. Arch. gén. de méd., 1879, (février
    et mars).

J. — Sarcome et maladie kystique.

(*Bulletins de la Société anatomique*):
U. Trélat. — Kystes multiples du testicule, 1852, p. 530.
Houel. — Tumeur kystique, 1860, p. 63.
Conche. — Rapport sur la maladie kystique, 1865, p. 604.
Henocque. — Dégénérescence kystique, 1867, p. 295.
Blum. — Sarcome du testicule, 1868, p. 233.
Sevestre. — Sarcome du testicule, 1868, p. 445.
Chantreuil. — Hebradenome kystique, 1869, p. 321.
Rendu. — Sarcome du testicule, 1871, p. 216.
Cauchois. — Sarcome névroglique du testicule, 1872, p. 289.
Delfaux. — Sarcome du testicule généralisé, 1872, 355.
Anger et Poyet. — Sarcome encéphaloïde du testicule, 1873, p. 658.
Léger. — Sarcome du testicule. Généralisat. pulmon., 1874, p. 702.
L. Robin. — Sarcome kystique, 1874, p. 921.

Desprès. — Sarcome alvéolaire d'un testicule à l'anneau, 1875, p. 171.

Letulle. — Sarcome du testicule, 1877, p. 93.

Bablon. — Etude chirurgicale et histologique du sarcome du testicule
Recueil des mémoires de médecine et de chir. milit., 1878,
p. 448.

Després. — Adénome du testicule. Société de chirurgie, 27 octobre 1875
p. 441.

Duplay et Marot. — Diagnostic du sarcome et de l'hématocèle. Progrès médical, 10 fév. 1877.

Malassez. — Maladie kystique. Archives de physiologie, 1874.

Osborn. — Cysto-sarcome fibroïde du testicule. The Lancet, vol. I,
1877, p. 937.

Porriquet. — Maladie kystique du testicule. Th. de Paris, 1875.

Trélat. — Kystes multiloculaires du testicule. Arch. génér. de méd.,
5e série, t. III, p. 18.

Tyrrel. — Sarcome du testicule adhérent à l'épiploon. The Dublin.
Journ. of méd. sciences, mai 1874.

K. — Lymphadénome. — Myxomes. — Ostéome. — Epitheliome.

Bulletins de la Société anatomique:

J. Renaut. — Lymphadénome du testicule, 1875, p. 89-122.

Letulle. — Lymphadénome du testicule, 1876, p. 149.

Malassez. — Lymphadénome du testicule (Rapport), 1877, p. 176.

Monod et Terrillon. — Mémoire sur le lymphadénome du testicule.
Arch. génér. de méd., 1879, juillet et septembre.

Brun. — Myxome du testicule. Bull. Soc. anat. 1878, p. 508.

Breuss. — Cysto-myxome du testicule. Wienn medic. Wochenschrift,
1878. Analyse in Revue des sciences médicales, t. XIII. p. 469.

Neumann (de Kœnigsberg). Un cas d'ostéome du testicule. Arch. der
Heilkunde, 1875, p. 92.

Tizzoni. — Un cas d'épithéliome du testicule. Contribution à l'étude
des tumeurs du testicule. In Rivista clinica de Bologne, 2 fév.
1876.

Voir en outre: les traités classiques français : Boyer, Roche et Sanson,
Fano, Vidal de Cassis, Nélaton. Les traités d'anat. path. de
Cornil et Ranvier, aux chapitres concernant le testicule, et
les articles testicule et hydrocèle des dictionnaires en 30 vol.
et en 60 vol.

TABLE DES MATIÈRES.

Paris. — A. PARENT, imp. de la Faculté de Médecine, r. M.-le-Prince, 29-31.

BIBLIOTHEQUE NATIONALE DE FRANCE